Bad Hofgastein

Ein medizinischer Berater

Von

Med.-Rat Dr. Oskar E. Zimmermann
Bad Hofgastein

Zweite Auflage

Springer-Verlag Wien GmbH

ISBN 978-3-7091-3654-6   ISBN 978-3-7091-3653-9 (eBook)
DOI 10.1007/978-3-7091-3653-9

Vorwort zur ersten Auflage

Seit mehr als einem halben Jahrtausend sind die Heilwirkungen der Gasteiner Therme bekannt, und die erzielten Erfolge haben ihr Ansehen über die ganze Welt verbreitet. Die Anschauungen über das wirksame Heilprinzip haben sich im Laufe der Zeiten naturgemäß wiederholt geändert. Man suchte sie der jeweils in der Medizin herrschenden Geistesrichtung anzupassen und bemühte sich, durch Arbeiten auf den verschiedensten Wissensgebieten eine befriedigende Erklärung zu finden. Ebenso hat die Methodik des Bädergebrauches, getragen von Tradition und gestützt auf die gesammelten Erfahrungen, durch die Jahrhunderte weitgehende Wandlungen durchgemacht, bis sie in der heutigen Form — als derzeit richtige Erkenntnis — eine feste Gestaltung fand. Hierüber soll im folgenden berichtet und auf die Heilanzeigen sowie auf die in der Sprechstunde des Kurarztes häufig wiederkehrenden Fragen näher eingegangen werden, um eine Reihe der unter dem Kurpublikum verbreiteten irrigen Anschauungen über Wirkung und Art des Bädergebrauches richtigzustellen und damit einem natürlichen Wissensbedürfnis des Kurgastes entgegenzukommen.

Der Hausarzt, sei es, daß er noch kein eigenes Urteil über den Wert Gasteiner Kuren besitzt, sei es, daß er bereits über eigene Erfahrungen an seinen Patienten oder an sich selbst verfügt, wird in diesen Ausführungen für manche Fälle einen willkommenen Berater finden und aus ihnen Nutzen ziehen können.

Ich selbst möchte darin mein medizinisches Glaubensbekenntnis für Gastein niederlegen. Die Betreuung eines großen Krankengutes aller sozialen Schichten und Berufe — es sind dies mehr als 40 000, zu einem guten Teil durch Jahre weiter beobachteter Fälle — gab mir ausgiebig Gelegenheit, mich über Wesen und Wirkung der Gasteiner Kuren zu orientieren und reichlich Erfahrungen zu sammeln. Über den Niederschlag derselben möchte ich berichten und hoffe dadurch mitzuhelfen, wirklichen Gewinn und aufklärendes Verständnis für den Wert richtig durchgeführter Gasteiner Kuren zu verbreiten.

Bad Hofgastein, im Juli 1947

Dr. Oskar E. Zimmermann

Vorwort zur zweiten Auflage

Die vorliegende Schrift hat sich schon in ihrer 1947 erschienenen und nun seit einiger Zeit vergriffenen ersten Auflage zahlreiche Freunde nicht nur unter den Kurgästen Bad Hofgasteins, sondern unter allen Kurbedürftigen und den Ärzten geschaffen. Um dem anhaltenden Bedürfnis Rechnung zu tragen, haben wir uns daher entschlossen, eine zweite Auflage herauszubringen und hoffen, daß sie sich des gleichen freundlichen Interesses erfreuen werde.

Bad Hofgastein, im August 1956

Die Kurverwaltung

Inhaltsverzeichnis

I. Geschichtliches

Es ist alter historischer Boden, den wir im Gasteiner-Tal betreten, und die Geschichte Hofgasteins ist innig mit der des ganzen Tales verbunden. Die Überlieferungen reichen weit in die graue Vorzeit zurück; ein in 2400 m Seehöhe gefundenes Steinbeil aus Serpentin läßt annehmen, daß bereits vor Jahrtausenden Menschen bis zu den Gipfeln der Tauern emporgestiegen sind.

Von Stürmen vergeblich umbraust, vom Gletschereis gedrückt, von Schnee und Regen angenagt schauen die wolkennahen Berggipfel im Golde der Morgensonne und im Glühen des Abendrotes unverändert über die Lande hinaus und hinab über die zu ihren Füßen wohnenden Menschengeschlechter. Die Natur hat hier in Felsenkammern irdische Schätze, gleißendes Gold und schimmerndes Silber verborgen, von wo sie die Menschen schon seit Jahrtausenden mit beispielloser Anstrengung und unter unbeschreiblichen Gefahren hervorgewühlt haben. In den tiefsten Gewölben des Tauernmassivs mischen und kochen geheimnisvolle Kräfte ein heilsames Wasser, das ans Tageslicht drängt, zur Freude und Dankbarkeit von Tausenden lebensmüder Menschen. Hier scheint sich die Natur selbst übertroffen zu haben durch romantische Vollkommenheit und zauberhafte Verschmelzung des Erhabenen und Großen mit dem Sanften und Lieblichen, des Staunenswerten mit dem innigst Erfreuenden.

Als älteste Bewohner scheinen die norischen Taurisker auf, die dem keltischen Stamme angehörten und um das Jahr 400 v. Chr. hier eingedrungen sind. Sie waren berühmte und geschickte Bergleute und bekannt als die tüchtigsten

Bearbeiter der Erze. Da das ganze Tal einst ein gewaltiges Seebecken war, dürften sie kaum zum Talboden heruntergestiegen sein, sondern vielmehr hoch oben am Naßfeld sich emsig mit der Goldgewinnung beschäftigt haben. Der griechische Geschichtsschreiber Polybios (um 205 bis 123 v. Chr.) berichtet von dem ertragreichen Goldbergbau der norischen Taurisker, in derem Lande so goldreiche Berge seien, daß man kaum 2 Fuß tief zu graben brauche, um entweder auf bohnengroße Körner reinen Goldes oder auf so gesegnete Erze zu stoßen, daß bei der Schmelzung nur ein Achtel verloren gehe. Hier war mit die Fundstätte des „metal. Nor.", d. h. metalli norici, wie die Signatur auf den römischen Goldmünzen lautete.

Um das Jahr 150 v. Chr. kamen die Römer in die Tauern und machten sich das Land in den Jahren 16 und 15. v. Chr. vollständig untertan, um es als Provinz „N o r i c u m" ihrem Reiche einzuverleiben und durch 4 Jahrhunderte zu beherrschen. Sie bauten Straßen über die Tauern, intensivierten den Bergbau mit ihren Methoden und brachten eine reiche Kultur ins Land. Die heranbrandenden Wogen der Völkerwanderung machten ihrer in den letzten Dezennien schon beträchtlich erschlafften Herrschaft ein Ende, und die Provinz Noricum wurde zum Schauplatz von Völker- und Heereszügen, von Kämpfen und Verwüstungen. Ostgoten und Heruler überfluteten das Land Salzburg, zerstörten Juvavum und drangen in die entlegensten Täler ein. Indeß scheinen sie im Gasteiner-Tal weniger gehaust zu haben, denn viele Orte und Höfe blieben unzerstört.

Hatten die Römer stets streng darüber gewacht, daß keine der wohlhabenderen Familien von eingeborenen Tauriskern die verlassenen Bauten fortsetzten, so zerstörten sie jetzt beim Herannahen der einbrechenden Barbaren alle Bergwerksanlagen und Werksgebäude, um jenen diese Schätze unzugänglich zu machen.

Allmählich kamen wieder friedlichere und ruhigere Zeiten, und als während der Regierung T h e u d e b e r t I. (534 — 547 n. Chr.) das Land unter die Herrschaft der Merowinger kam und unter den Schutz der bayrischen Herzoge aus dem Geschlecht der Agilolfinger gestellt wurde, erfreute sich das von Bauern, Fischern und Jägern bewohnte Gasteiner-Tal der Ruhe und Sicherheit. Man begann die Goldwäscherei von einst wieder aufzunehmen.

Um das Jahr 686 kam der heilige R u p e r t u s in die Gegend von Salzburg, und das Christentum verbreitete sich auch über die Täler des Hochgebirges. Zu dieser Zeit taucht zum ersten Mal der Name „G a s t e i n" auf. Herzog T h e o d o II. schenkte, vom heiligen Rupertus dazu bewogen, das Gebiet von Bischofshofen mit allem Grund und Boden auf 3 Meilen Weges umher, dem Kloster St. Peter in Salzburg, bis an den „rivulus Gastuna".

Der Name G a s t e i n stammt von der Ache, die das Tal durchfließt und von den Tauriskern angeblich wegen ihrer vielen Katarakte mit dem Namen J a s k u n, gleichbedeutend mit dem nordischen G a e s t belegt wurde.

Kaum war der heilige Rupertus zu den Vätern heimgegangen, als die Slaven aus Karantanien plündernd einfielen und insbesondere im Gasteiner-Tal verheerend wüsteten. Erst zur Zeit des Herzogs O d i l o (737 — 748) wurde die Macht der Karantaner-Slaven gebrochen. Unter seinem Nachfolger T h a s s i l o II. sehen wir den Pinzgau und den Pongau überall bebaut und mit „edlen redlichen" Familien bewohnt.

Auf dem Naßfelder-Tauernkamm wurde im Jahre 719 — wie das Bergarchiv von Obervellach im Mölltal berichtet — der von den norischen Tauriskern zuerst aufgeschlossene, und von den Römern durch Jahrhunderte betriebene Gold- und Silberbergbau wieder aufgenommen. Andere Quellen berichten, daß das Goldwaschen aus der Salzach und den nahen Wildbächen sowie das Suchen nach Gold auf den Bergen des Pongaus und Pinzgaus zur Zeit St. Ruperti ein „verbreitetes und all übliches" Geschäft gewesen sei.

Über Hofgastein erhalten wir die erste Nachricht aus dem Jahre 894, in dem nach der Überlieferung die Kirche in Hofgastein erbaut worden sei, und zwar auf der gleichen Stelle, wo früher seit langem eine Kapelle zu „unserer lieben Frau am Grieß" gestanden hat. Das Erzstift Salzburg erweiterte in der Folgezeit seinen Machtbereich, dehnte seine Herrschaft immer weiter aus und setzte die mächtigen Grafengeschlechter derer von Plain und von Peilstein — letztere die Blutsverwandten der Herzoge in Bayern und der Markgrafen in Steyr — als Vögte in den verschiedenen Gebieten des Landes ein.

Das Gasteiner-Tal gehörte zu dem Hausgebiet der Peilsteiner, welche die Burg Klammstein am Eingang des Tales erbauten, reiche Abgaben bezogen und als die reichsten Alloden- und Lehenbesitzer im Gasteiner-Tale galten, worüber alte Urkunden genaue Angaben überliefern. Das Goldwaschen in den Bächen der Tauern war ein ihren Alloden zustehendes Recht, und sie ließen damit wie im Bergbau jedermann gewähren, der da wollte und den vorgeschriebenen Zehent ablieferte. Ihre Ministerialen, die sie als Pfleger und Landrichter einsetzten, waren die Herren „de Kastuna", welche später „de Gastuna" und nachmals „von Gastein" die Urkunden signierten und im Wappen eine Kanne führten.

Mit dem Beginn des 13. Jahrhunderts gingen nach dem Aussterben der Peilsteiner deren Alloden, Lehen und sonstigen Herrlichkeiten im Gasteiner-Tal in das Eigentum der Bayernherzoge über.

Mit dem Gerichte über Gastein auf Klammstein wurden die zu dieser Zeit mächtig hervortretenden Herren auf Goldegg belehnt, desgleichen mit dem Gericht über Taxenbach und Rauris.

Dem salzburgischen Oberhirten begannen die erzreichen Berge in Gastein und Rauris als wichtigster Besitz zu erscheinen, und sie erschauten treffsicher die Zukunft der beiden kommenden Jahrhunderte voraus. Es war ihnen deshalb sehr willkommen, als der in Geldnot sich befindliche Bayernherzog O t t o im Jahre 1241 dem Erzstift das ganze Gasteiner-Tal verpfändete. Dieses kam nun nicht mehr aus ihren Händen, und im Jahre 1297 wurde es durch einen Kaufvertrag mit dem Hochstifte besitzmäßig vereinigt.

Mit den Goldeggern, die alle ihre Ansprüche auf Alloden und Lehen geltend machten, schloß man ein befriedigendes Abkommen.

Mit dem Beginn des 14. Jahrhunderts waren die Erzbischöfe am Ziel ihrer Wünsche und die unumschränkten Herren und Eigentümer des ganzen Tales mit seinen goldreichen Bergen. Mit ganzer Macht widmeten sich diese klugen Oberhirten der Erhöhung der inneren Kräfte ihres Landes und festigten die materielle Macht des Erzstiftes durch die reichen Erträgnisse aus den Goldbergen, den Salzbornen und aus dem Handel über die Tauern.

Dem Handel und Wandel wurden alle Wege geebnet, Einheimischen und Fremden wurden Berganteile zur Verarbeitung überlassen. In Hofgastein wurden Wechsler eingesetzt, denen allein es erlaubt war, edle Metalle von den Gewerken einzulösen, und ebenda das Berggericht angeordnet. Mit dem wiederbelebten Bergbau trat schnell ein belebter Handelsverkehr in engen Bund. Schon in der Urzeit war der Zug des Salzhandels von den Sudstätten der keltischen Hallonen über die Tauern in das Mittelnoricum und nach Pannonien gegangen. Jetzt mußte dieser Verkehr durch die Täler der Rauris und Gastein über den Korn-, Mallnitzer- und Fuschertauern doppelt lebhaft werden, weil durch den erhöhten Bergbau und den gesteigerten Aufwand der Gewerken die mannigfaltigste Gegenfracht dargeboten wurde. Ein großer Teil von Venedigs Handel nach Deutschland zog sich

auf die Wege über die obengenannten Tauern und die Täler
Gastein und Rauris hin. Ein reicher und hoch achtbarer
Mittelstand blühte damals in der Bürgerschaft empor, und
so kam es zur blühendsten Epoche der Bergwerke und des
Handels im Gasteiner-Tal. Hier herrschte zu jener Zeit ein
Leben und ein bewegtes Treiben, von dem wir uns jetzt
kaum mehr eine Vorstellung zu machen imstande sind, und
wovon die Überreste der Gewerkenhäuser in Hofgastein
heute noch Zeugnis geben.

Im ersten Jahre des 15. Jahrhunderts trat das Hochstift
in den Eigentumsbesitz aller in der Hand der Goldegger bisher noch gelegenen Alloden und Lehen im Gasteiner-Tal, da
H a u g von G o l d e g g, der letzte seines Stammes, zu Hofgastein testamentarisch alle seine „Lehenschaft, Mannschaft
und Vogtei", soviel die Goldegger vom Erzstift als Lehen
hatten, der Erzkirche zu Salzburg vermachte.

In das 15. Jahrhundert fällt auch der Besuch des ersten,
namentlich als Badegast genannten Mannes, es ist dies der
habsburgische Fürst Erzherzog F r i e d r i c h III. von Österreich, nachmaliger römisch-deutscher Kaiser (von 1440 —
1493), der im Jahre 1436 nach Gastein gekommen war und
7 Wochen lang zur Heilung einer offenen Schenkelwunde
verblieb.

Den größten Aufschwung seiner Kultur und die größte
Berühmtheit erreichte das Gasteiner Tal im 16. Jahrhundert. Die Gold- und Silbererze der Berge wurden der Anziehungspunkt für Unternehmungsgeist und Kapital aus
eigenem und fremdem Lande. In den Gasteiner Bergen allein
arbeiteten über 50 verschiedene Gewerken, und die jährli-
che Ausbeute im Tauerngebiet betrug 7 Millionen Gulden.
Zu dieser Zeit wurde auch die Straße durch die Klamm
(1520) und die sogenannte Fürstenstraße, die heutige Post-
straße, gebaut.

Von den zahlreichen Gewerken zu jener Zeit seien nur einige Namen hervorgehoben. Das größte Ansehen und den größten Reichtum erreichten die W e i t m o s e r. Erasmus W e i t m o s e r war der Sohn eines unbemittelten Bauern aus Gadaunern, unweit Hofgasteins. Er war auch einer der Anführer im Bauernkrieg 1525, in welchem die Knappen unter seinem Befehl an der Belagerung der Festung Hohen-Salzburg teilnahmen. Ein anderer Gewerke, Martin Z o t t, war in Hofgastein zurückgeblieben, um für Sold und Rüstung der im Felde stehenden Mannschaft zu sorgen.

Im Jahre 1526 brach der zweite Bauernaufstand aus, und auch bei diesem waren die Gasteiner beteiligt, aber diesmal auf Seite ihrer Landesherren. Ein gewisser Max N e u f a n g aus Hofgastein stand an der Spitze der Empörer, welche von den Bergknappen unter Führung des Bergrichters P r a ß l e r zurückgeschlagen wurden.

Nach dem Tode von Erasmus W e i t m o s e r setzte sein Sohn Christoph die väterlichen Unternehmungen fort und überbot bald alle an Geist, Bergglück und Vermögen. Er starb 1558, erst 52 Jahre alt, mit Hinterlassung eines Vermögens von mehr als 1 Million Gulden.

Eines der ältesten Gewerkengeschlechter war das der Z o t t e n, ebenso alt und berühmt war das Geschlecht der S t r a s s e r. Die beiden W e i t m o s e r, Martin Z o t t und Martin S t r a s s e r haben den Bergbau an der Tauernkette zur höchsten Blüte gebracht. In ihnen vereinigten sich ein seltener Unternehmungsgeist, nie erlahmende Tatkraft und hervorragende Kenntnisse mit gediegenem Charakter. Ein glanzvolles, vielbewegtes und unerwartetes Leben hatte zu jener Zeit in der Gastein geherrscht, und der Brennpunkt desselben war Hofgastein.

Hier war der Hauptprobiergarden, der Besitz und Haushalt der meisten und reichsten Gewerke, hier waren die großen Niederlagen für alle Waren und Kredite, die von Norden herab oder vom Süden über die Tauern herauf kamen, die Magazine und Werkstätten für die Bedürfnisse des Bergbaues.

Mit dem Tode jener Männer begann der Verfall des Bergwesens. Die Gründe hiefür waren mannigfaltig:

Die Ergiebigkeit der Erzadern nahm schon nach 1560 ab, die Vermögensteilung nach dem Tode der genannten Koryphäen des Bergbaues brachte die Kapitalien zur Fortführung der kostspieligen Bergbauten zur Zersplitterung. Seit der Entdeckung der neuen Seewege nach Amerika und Indien wurde der Warenzug von den italienischen Hafenstädten und von den Tauern abgelenkt. Hiezu gesellten sich die Kämpfe und Nöte der Reformation und die dadurch erfolgte Bedrückung und Ausweisung der Anhänger der Lehre L u t h e r s, so daß wertvolle Arbeitskräfte und reiche Intelligenz das Land verlassen mußten. Die geschicktesten Bergmänner, ihre kostbaren Erfahrungen, Archive und Kapitalien kamen dadurch außer Land.

1618 erschütterte ein plötzliches Erdbeben den Rathausberg, 52 Gebäude mußten aufgelassen werden, und 1619 sind die Bergwerke bereits in raschem Verfall. Hofgastein verödete, und eine Reihe schwerer Elementarereignisse beschleunigten den Niedergang. 1569 ging im Rastötzengebirge ein Wolkenbruch nieder, der den Kirchbach so anschwellen machte, daß er 52 Häuser mit sich riß, wobei 147 Menschen ums Leben kamen. Einer Feuersbrunst im Jahre 1596 fielen die Kirche und 76 Häuser zum Opfer.

Unter der toleranten Regierung der Erzbischöfe Mathias L a n g und Jakob K u e n hatte sich die Anzahl der Protestanten im Tal außerordentlich vermehrt. Ihre Nachfolger aber schritten zu Gewaltmaßregeln. Erzbischof Wolf D i e t r i c h war wohl ebenso prunkliebend wie Mathias L a n g, aber weit entfernt von dessen Klugheit. Er war eigentlich der Zerstörer des Werkes eines Jahrtausend alten gesegneten Bergwesens an der Tauernkette in der Gastein und Rauris. Strenger als Wolf Dietrich verfuhr sein Nachfolger M a r k u s S i t t i k u s, der über alle des Glaubens wegen verdächtige Knappen und Talbewohner Geld- und Leibesstrafen sowie Landesverweisung verhängte, so daß die Zahl derer, die das Tal verließen, immer weiter anwuchs.

Unter den folgenden Erzbischöfen genossen die noch zahlreich vorhandenen Protestanten Ruhe und Duldung, bis 1727 Erzbischof F i r m i a n die Regierung antrat und die strengen Maßregeln gegen sie erneuerte, wozu ihn sein Kanzler Christian v o n R ö l l veranlaßte. Die Klagen der Landleute häuften sich, die Gefängnisse füllten sich mit Anhängern L u t h e r s, und so wurde der Entschluß einer allgemeinen Auswanderung gefaßt.

Am 5. August 1731 wurde von den Bauern der bekannte S a l z b u n d geschlossen und in der Taverne zu Schwarzach beschlossen, Abgeordnete nach Regensburg und an die protestantischen Fürsten zu senden, ob und wie vielen diese eine neue Heimat schenken wollten. Die meisten von den Ausgewanderten ließen sich in Preußen nieder.

In der Folgezeit wurden von den Erzbischöfen wiederholt Versuche gemacht, die alten Bergschächte wieder aufzuschließen, aber stets ohne Erfolg. Der Bergsegen war dahin. Einen Ersatz für denselben fand Gastein in seinen H e i l quellen, deren Wert immer mehr gewürdigt wurde und deren Frequenz sich allmählich steigerte. Einen größeren Aufschwung nahm das Wildbad aber erst, seit das Erzbistum im Jahre 1815 der österreichischen Monarchie einverleibt wurde.

Als in den 20iger Jahren des 19. Jahrhunderts der Ort zur Aufnahme aller Fremden nicht mehr hinreichte, schlug die Geburtsstunde H o f g a s t e i n s als B a d e o r t. 1828 erhielt es von Kaiser F r a n z I. auf Grund eines Gutachtens des Erzbischofs P y r k e r die Bestimmung hiezu, und 1830 wurden die Thermalleitung und eine Badeanstalt hergestellt.

Eine Vergrößerung der beiden Kurorte Badgastein und Bad-Hofgastein brachte die Vollendung der G i s e l a b a h n im Jahre 1875. Ein sprunghaftes Anschwellen der Frequenz erfolgte mit der Eröffnung der ersten Teilstrecke der T a u - e r n b a h n von Schwarzach-St. Veit bis Badgastein am 20. September 1905 und mit ihrer Vollendung von Badgastein bis Spital an der Drau am 5. Juli 1909.

Durch die Einverleibung Salzburgs an Österreich im Jahre 1815 gingen auch die Thermalquellen sowie die einst bischöflichen Gebäude, das Badeschloß und das sogenannte Kurhaus in Böckstein, in den Besitz des österreichischen Staates über, der denselben im Jahre 1870 an das Land Salzburg verkaufte. Als dieses sich in Geldnöten befand, erwarb Kaiser F r a n z J o s e f I. 1885 die Quellen sowie die beiden Gebäude für den Familienfondsbesitz. Von letzterem erstand durch Kaufvertrag die Gemeinde Badgastein 1912 die Quellen, insoweit sie nicht Privatbesitz sind, sowie das Kurhaus in Böckstein. Die Gemeinde Bad-Hofgastein partizipierte daran im Verhältnisse ihres Thermalwasserbezugsrechtes.

Eines Mannes aus der Geschichte Bad-Hofgasteins muß aber noch besonders gedacht werden, eines Mannes, der sich für alle Zeiten ein ehrendes Denkmal setzte. Es ist dies Konrad S t r o c h n e r, ein Wechsler in Hofgastein, der im Jahre 1489 starb und in seinem Testamente eine Summe von 2600 Rheinischen Gulden zur Errichtung eines Spitales im Wildbad zur Aufnahme von armen, unbemittelten Kranken bestimmte, die an der Heilquelle ihre verlorene Gesundheit wieder zu erlangen suchten. Mitten in der Ausführung seines Vorhabens mit dieser wohltätigen Stiftung, die er angelegentlichst betrieb, hatte ihn der Tod ereilt. Nach mannigfaltigem Wandel im Laufe der Jahrhunderte fand dieses Armenspital seine letzte Form in dem modernen schönen Badehospiz in Badgastein.

Was die hochherzige Tat dieses schlichten Mannes zur damaligen Zeit bedeutete, wird uns klar, wenn wir des Chronisten Schilderung der sozialen und hygienischen Zustände jener Zeit folgen, der da schreibt:

„Der übertriebene Lobpreis, womit gelegentlich das ganze Mittelalter als die Tage des goldenen Patriarchismus, als die Tage der lebendigen Kerntugenden des G l a u b e n s , der H o f f n u n g und der L i e b e überschüttet wird, erscheint bei schärferer Betrachtung und Zusammenstellung der Vorgänge im Inneren des Volks- und Bürgerlebens bald als nichtiges Phantom.

In diesem Zeitalter der Wildheit, der rohen physischen Vollkraft, der Kindheit des Verstandes, des religiösen Aberglaubens und des Mangels aller großen, das Wohl der ganzen Menschheit umfassenden Ideen — — wie wenig war da die Menschheit in ihren dringendsten Nöten versorgt und geborgen! — — Es fehlte an Anstalten zur Milderung des Elends, das oft die empörendsten Auftritte verursachte. Welch ein Schauspiel unempfindlicher Roheit und des ergreifendsten Jammers bot sich im 14. Jahrhundert sogar in der Hauptstadt Salzburg, in der Residenz vieler und sonst so gepriesener Kirchenhirten dar! Die Armen erfroren auf offenen Straßen, ihre Leichen blieben unbegraben liegen, man hörte das Gewimmer der unter den schrecklichsten Schmerzen stöhnenden Mütter, und niemand war da, der ihnen Beistand leistete. Vor der Domkirche waren immer Kranke und Bresthafte beiderlei Geschlechtes auf Tragbahren ausgestellt, der andächtigen Gemeinde mehr zum Ekel und zum Entsetzen als zum Mitleid. Wenn es in der Hauptstadt des Fürstentumes schon so jammervoll aussah, was durfte man erst in den Tälern an der Tauernkette erwarten.“! So weit der Chronist.

In um so hellerem Lichte strahlt aus dieser trüben Vergangenheit jenes Vermächtnis des Menschenfreundes Konrad S t r o c h n e r aus Hofgastein in unsere Tage herüber, als ein D e n k - und M a h n m a l e d e l s t e r H u m a n i t ä t für Zeit und Ewigkeit.

II. Die Gasteiner Therme

Das Gasteiner Hochtal liegt mitten in einer Alpenwelt von ganz besonderem Reiz und überwältigender Schönheit, die auch dem verwöhnten Kenner fremder Länder und Meere im Gedächtnis bleibt. Seine majestätischen Berge sind fast bis zu den Gipfeln mit Vegetation bedeckt und bieten mit ihren sonnenbeglänzten Wiesen, den augenerfrischenden grünen Matten ein unvergeßlich schönes Bild.

Hier ist die Wiege der Gasteiner Therme. Sie war den Römern zweifellos n i c h t bekannt. Dieses stolze Volk, das allenthalben in seinem weltumspannenden Reiche, wo immer seine Legionen standen, prunkvolle Bäderbauten errichtete, hätte sicher auch die Gasteiner Quelle ihrer Bestimmung zugeführt. Wir stoßen erst ziemlich spät in der Geschichte auf verläßliche, dem Sagenkreise, der jede Heilquelle umschwebt, entrückte Angaben. Das mag seinen Grund darin haben, daß die das Tal durchschneidende Ache mit ihren Seitenarmen die Austrittsstellen der warmen Quellen überflutete und dadurch dem Blick wie dem Zugang der Talbewohner entzog. Erst als im Laufe der Zeit das Flußbett sich vertiefte und die östlichen und westlichen Seitenarme austrockneten, wurden jene freigelegt. Möglicherweise traten die heißen Quellen auch durch Abschwemmungen an den verwitterten Berghängen zutage, welche bei einem Durchbruch eines höhergelegenen Wildsees erfolgten. Da in der Chronik Hofgasteins wiederholt von schweren Erdbeben berichtet wird, könnten auch durch ein solches e r s t n a c h d e r R ö m e r z e i t die Erdspalten sich geöffnet haben und die Therme hervorgetreten sein. Noch zu Beginn des 15. Jahrhunderts, als sich hier im Tale der Hauptstapelplatz des italienisch-deutschen Handels etabliert hatte und Hofgastein durch den Bergsegen zu einem ungeahnten Reichtum und Wohlstand emporstieg, bleibt es um die Heilquelle merkwürdig still. Die erste sichere Überlieferung bekundet, daß im Jahre 1436 Erzherzog F r i e d r i c h III. von Österreich durch sieben Wochen die Therme gebrauchte, um für eine offene Schenkelwunde Heilung zu finden.

Die frühesten Nachrichten über die Beschaffenheit und die Heilanzeigen der Therme stammen von Gelehrten aus dem 16. Jahrhundert. So schreibt einer der berühmtesten, der damals hochgeehrte Arzt und Naturforscher Theophrastus Bombastus P a r a c e l s u s v o n H o h e n h e i m, der als Erneuerer der Medizin nach den unfruchtbaren Zeiten des Mittelalters gilt, in einem im Jahre 1562 erschienenen Badebüchlein: „Das Bad in Gastein nimmt seinen Ursprung aus dem Kalch der Margaziten, Antimonii und desselbigen Salniters: lauft aus dem sechsten Teil. der Globel ohne andere einfallende Wasser. Sein Gang ist durch die Matrices der wilden rotten Granaten mit viel anhängendem Erz des Silbers und unzeitigen Goldes, behält sein Tugendt und Krafft bis an den Tag, auch den Grad der Hitz am letzten, wie am ersten, hat auch einen Zugang und Stekung aus dem kupferischen Vitriol und zeucht aus den Mineralibus den Arsenik und das Auripigment, auch schaumpt von ihm eine schwefelfixe und unfixe."

Zwanzig Jahre später fand der Arzt Leonhard T h u r n e i s s e r z u m T h u r m die gleichen Bestandteile, bestimmte ihre Mengenverhältnisse und rühmt die Quelle als Mittel gegen Schwindel, Schlafsucht, blöde Augen, Gelb- und Lungensucht, Kolik, rote Ruhr, Podagra, Lethargie, Krebs und Fistel. „Es stärkt das ganze Herz und Hirn macht gut Geblüt, reinigt den Magen, vertreibt die Würmer, macht unkeusch und zeugt viel Sperma." Diese Meinungen bleiben Gemeingut der Ärzte durch zwei Jahrhunderte. Erst 1785, als Dr. B a r i s a n i, ein Sohn des Leibmedikus des Erzbischofs von Salzburg, nach Gastein kam und dort mit dem Gelehrten Dominicus B e c k aus Salzburg Versuche anstellte, wurde die alte Analyse verworfen. Sie fanden, daß in einem Pfund warmen Badewassers enthalten seien: „Schwefelluft — eine nicht zu bestimmende Menge; fixe Luft, teils im freien Zustande, teils mit dem Minerallaugensalz und mit Kalkerde, Kochsalz, Bittersalz, mineralischem Laugensalz und Tonerde verbunden." Ihr Zeitgenosse Dr. N i e d e r h u b e r kam auf Grund seiner Erfahrungen als Badearzt zu der Erkenntnis, daß alle diese von Dr. B a r i s a n i gefundenen Bestandteile weder einzeln für sich noch in ihrer chemischen Verbindung imstande seien, die so auffallenden Wirkungen dieser Heilquellen auf den tierischen und pflanzlichen Organismus hervorzubringen. Er sagt, man werde notwendigerweise auf die Vermutung gedrängt, daß in diesem „wunderbaren Wasser ein unsichtbares Wesen, ein feiner Mineralgeist, ein primum Ens, ein wilder Geist, ein ätherisches Gas, ein wildes Gas, eine entwickelte feine Luft, Schwefelluft oder Luftsäure oder wie man es nehmen wolle" enthalten sei, welches Wesen aber näher zu bestimmen außer seinen Kenntnissen und Kräften liege.

In der Folgezeit beschäftigte die Untersuchung der Gasteiner Quelle zwar wiederholt die Gelehrten, aber erst im Jahre 1828 wurde durch den Greifswalder Professor H ü n e f e l d im Laboratorium des berühmten Chemikers B e r z e l i u s in Stockholm eine nahezu vollständige und richtige Analyse durchgeführt, welche die Wiener Professoren E. L u d w i g und Th. P a n z e r durch eingehendere und genaueste Untersuchungen im Jahre 1899 ergänzten.

Nach diesen zählt die Therme, die in einer großen Zahl von Quellen zutage tritt, zu den Akratothermen, das sind Quellen mit gleichbleibender, 20 Grad Celsius übersteigender Temperatur, die weniger als 1 Gramm fester Bestandteile und weniger als 1 Gramm freie Kohlensäure im Liter Wasser enthalten. Von festen Stoffen enthält sie relativ viel Lithium, Strontium, Fluor und Bor. Die Ionen sind in ihr vollkommen dissoziiert, das heißt die in ihr enthaltenen Stoffe sind fast gänzlich in ihre positiv und negativ elektrisch geladenen kleinsten Teilchen zerfallen, ein Umstand, der für die Wirkung auf den Körper von Bedeutung ist. Von den Kationen überwiegt das Natrium-Ion, von den Anionen das Sulfat-Ion. Sie ist eine hochradioaktive, kochsalzig-kalkige Glaubersalztherme akratischer Konzentration. Das Thermalwasser ist klar, ohne auffallenden Geruch oder Geschmack, seine Temperatur beträgt im Hauptstollen der Elisabethquelle, die Hofgastein und den größten Teil Badgasteins versorgt, 46,7 Grad Celsius, ihr spezifisches Gewicht 1,000367, ihre elektrische Leitfähigkeit 0,0004152 reziproke Ohm, ihre Gefrierpunkterniedrigung hält bei — 0,012 Grad.

Ludwigs und Panzers Analyse ergab folgendes Resultat:

Chemische Beschaffenheit des Gasteiner Thermalwassers bezogen auf 1 kg des Wassers
Aus der Originaloxydtabelle umgerechnet von J. Knett

Ionen	Gramm bzw. Promille	Konzent. Prozente	Millival	Äquival-Prozente
Kationen:				
Lithium............ Li	0,0002	0,06	0,0287	0,61
Kalium .... K	0,0030	0,90	0,0765	1,64
Natrium .... Na	0,0785	23,65	3,4057	72,85
Calcium........... Ca	0,0213	6,42	1,0657	22,80
Magnesium......... Mg	0,0004	0,12	0,0328	0,70
Strontium.......... Sr	0,0005	0,15	0,0109	0,24
Eisen .... Fe	0,0014	0,42	0,0496	1,06
Mangan .... Mn	0,0001	0,03	0,0050	0,10
(Summen)........................			4,6749	100,—
Anionen:				
Fluor .... F	0,0025	0,75	0,1306	2,79
Chlor Cl	0,0251	7,56	0,7080	15,15
Sulfat .... SO_4	0,1288	38,82	2,6817	57,36
Hydrophosphat...... HPO_4	0,0001	0,03	0,0030	0,06
Hydrocarbonat ...... HCO_3	0,0700	21,09	1,1516	24,64
(Summen)	0,3319	100,—	4,6749	100,—

Borsäure (meta)... (HBO$_2$)	0,0052			
Kieselsäure (meta). (H$_2$SiO$_3$)	0,0532			
Organische Substanzen	0,0008			
	0,3911			
Freies Kohlendioxyd (CO$_2$)	0,0082	= 4,97 cm^3	bei 49,1° C	
Freier Sauerstoff (O$_2$)	0,0084	= 6,91 cm^3	und	
Freier Stickstoff (N$_2$)	0,0354	= 33,99 cm^3	760 mm Druck	
	0,4431			

Daneben Spuren von Cäsium-, Rubidium-, Aluminium-Ionen, Arsen und Titansäure; auch Radium in Substanz. (H. Mache.)

Brennbare Gase konnten in keiner Weise nachgewiesen werden, wohl aber Radon (Radiumemanation) in relativ großer Menge, außerdem die Edelgase Helium und Argon.

Der Bericht Ludwigs und Panzers schließt folgendermaßen: „Die Gasteiner Thermen, welche zu den Akratothermen gezählt werden, gehören zweifellos zu den interessantesten Mineralquellen, deren chemische Zusammensetzung wir kennen; das Wasser derselben, relativ arm an festen Stoffen, ist durch die große Mannigfaltigkeit derselben ausgezeichnet, ja in dieser Hinsicht ein Unikum. Während die Gesamtmenge der festen Bestandteile nicht mehr beträgt als in einem gewöhnlichen härteren Quell- oder Brunnenwasser, findet sich in quantitativ bestimmbarer Menge Lithium, Strontium, Mangan, Borsäure, Phosphorsäure, Fluor und überdies qualitativ deutlich nachweisbar: Cäsium, Rubidium, Arsen, Titansäure. Alle diese Bestandteile kommen bekanntlich in Mineralwässern nur neben großen Quantitäten von Salzen der Alkalien und alkalischen Erden vor.“

Diese Analyse besteht bis auf geringfügige Schwankungen auch heute noch zu Recht, wie aus der im März 1939 durchgeführten Analyse des Forschungsinstitutes Gastein ersichtlich ist. Dieselbe lautet:

Heilwasser-Analyse der Elisabeth-Hauptquelle in Bad-Gastein vom 6. März 1939.

a) Beschreibung des Quellaustrittes (der Entnahmestelle):
Die Quelle entspringt in 1002 m Höhe über NN am
Feldort eines 17 m langen Stollens zwischen großen
Gesteinstrümmern aus dem Gneis des Zentralkammes der
Alpen. Das Wasser tritt in mächtigem Strome an der
Sohle aus und fließt in ein ca. 2 m² großes Becken, von
welchem aus die Rohrleitung beginnt. Die Entnahme er-
folgt an der Stelle des Einflusses in das Becken.

Schüttung: 1210 Liter pro Minute.

Sonstige Beobachtungen: Über die Wände rie-
seln mehrere kleine Quellen in das Becken, die reichliche
Reissacherit-Ablagerungen zeigen. Reissacherit ist ein
hochradioaktiver Quellschlamm, dessen Hauptbestand-
teile Mangan- und Eisenoxyde sind.

b) Sinnesprüfung des Quellwassers:

Im Zeitpunkt der Probenahme		8 Stunden nachher	beim Eingang im Laboratorium, $^{1}/_{2}$ h nachher
Geruch	geruchlos	geruchlos	geruchlos
Geschmack	geschmacklos	geschmacklos	geschmacklos
Färbung	farblos	farblos	farblos
Klarheit	klar	klar	klar

c) Physikalisch-chemische Untersuchung:
Quell-Temperatur an der Entnahmestelle: 46,8⁰ Celsius,
   Außentemperatur der Luft (5,0⁰ Celsius).
Luft-Temperatur: 35,2⁰ Celsius, Luftdruck: 667 mm Hg.
Wasserstoff-Exponent: PH = 7,5, Art der Bestimmung:
   m. Universalindikator.
Radioaktivität:
Gehalt an Radium-Emanation: 66,2 Nanocurie pro Liter
   (10^{-9} C/I).
Radium   : $14,2 \cdot 10^{-12}$ g/Liter

d) Chemische Analyse:

	mg/kg	Millival	Millival-Prozent
Kationen: Kalium (K·)	0,0034	0,0873	1,89
Natrium (Na·)	0,0776	3,3724	72,70
Ammonium (NH₄·)	0	0	0
Calcium (Ca··)	0,0215	1,0702	23,07
Magnesium (Mg··)	0,00039	0,0321	0,69
Ferro (Fe··)	0,00042	0,0150	0,32
Mangano (Mn··)	0,0001	0,0040	0,09
Lithium (Li·)	0,00022	0,0314	0,68
Strontium (Sr··)	0,00047	0,0108	0,23
Aluminium (Al···)	0,0002	0,0155	0,33
Anionen: Chlor (Cl')	0,0257	0,7249	15,63
Sulfat (SO₄'')	0,1301	2,7104	58,43
Hydrokarbonat (HCO₃')	0,0638	1,0445	22,51
Nitrat (NO₃')	0	0	0
Nitrit (NO₂')	0,0001	0,0023	0,05
Fluor (F')	0,0028	0,1468	3,17
Thiosulfat (S₂O₃'')	0,00055	0,0098	0,21
Kieselsäure (meta) (H₂SiO₃'')	0,0754	0,9675	—
Borsäure (meta) (HBO₂)	0,00497	0,1128	—
			cm³ (bei 46,8° C) und mm
Freies Kohlendioxyd (CO₂)	0,0054	0,2455	4,86
Freier Schwefelwasserstoff (H₂S)	0	0	0

Die Anschauung über das w i r k s a m e P r i n z i p des Gasteiner Thermalwassers hat sich im Laufe der Zeiten wiederholt geändert, man fand jedoch bis heute keine restlos befriedigende Erklärung. Chemische Analysen vermochten die Frage nicht zu lösen, sie ergaben nur, daß die Therme als eine „i n d i f f e r e n t e" zu bezeichnen sei. Da die Wirkung nicht auf chemischem Gebiete lag, meinte schon

B u n s e n, müßte man sie auf physikalischem suchen. Man zog die „vulkanische" Wärme, dann die galvanische Elektrizität als Erklärung heran, und als schließlich die Entdeckung des Radiums erfolgte und in der Therme neben Radium und Thorium in Substanz auch Radon nachgewiesen wurde, glaubte man sich am Ziel. Bald stellte es sich jedoch heraus, daß bezüglich der Wirkung der Gasteiner Therme und der Radioaktivität als Heilfaktor an sich, nicht nur hinsichtlich der Dosierung, sondern auch in Anbetracht der erzielbaren Heilerfolge so große Unterschiede bestehen, daß eine Zurückführung der Heilwirkung der Therme auf ihren Gehalt an Radon allein unmöglich ist. Die Erfahrung lehrte, daß Krankheitsfälle bei Behandlung mit Radondosen, die den im Thermalwasser enthaltenen um ein Gewaltiges überlegen sind, weder eine Reaktion noch nachfolgende Besserung zeigen können, während sie oftmals schon nach wenigen Bädern in Gastein eine starke Reaktion und während oder nach der Kur eine nicht nur subjektiv, sondern auch o b j e k t i v n a c h w e i s b a r anhaltende Besserung aufweisen. Ließen sich Kuren mit künstlich radioaktiviertem Wasser solchen der Gasteiner Therme gleichstellen, so müßten die Heilerfolge der ersteren weit bessere sein, da sie die höchsten Dosen innerhalb des therapeutischen Wirkungskreises ermöglichen. Desgleichen finden Patienten zuweilen in G a s t e i n Heilung, die eine solche in anderen Radium-Kurorten — es sind dies kalte Quellen mit sehr hohem Radium-Gehalt — vergeblich suchen. Bedenkt man weiter, daß in Badgastein bis vor nicht allzu langer Zeit einzelnen Kurhäusern das Thermalwasser in Fässern zugeführt wurde, daß die Abkühlung des heißen Thermalwassers dadurch erfolgte, daß dieses in den offenen Bassins der einzelnen Häuser mit Schaufeln umgerührt wurde und daß heute das Thermalwasser der öffentlichen Quellen gesammelt und in ein hochgelegenes Reservoir gepumpt wird, von dem aus erst die Weiterverteilung durch

einfachen Leitungsdruck erfolgt — so sind dies alles Maßnahmen, die von den physikalischen Bedingungen der Radonerhaltung recht entfernt sind, und wir stehen vor der offenen Frage: Warum waren und sind auch unter diesen Bedingungen unbestritten stets die gleichen vorzüglichen, sich
immer aufs neue bestätigenden Heilerfolge nachweisbar?

P. F. R i c h t e r , einer der besten Kenner der Gichtfrage,
weist auf den großen therapeutischen Effekt indifferenter
Thermen bei dieser Krankheit hin und meint bezüglich der
Wirksamkeit der warmen Quellen: „Indifferent ist eigen'tlich nur ein beschönigender Ausdruck für unsere Unkenntnis der in ihnen wirksamen Substanzen und der Hinweis
auf ihren Radium-Gehalt nur ein L ü c k e n b ü ß e r.“

Solange man also unter dem Einfluß rein materialistischer
Anschauungen in den Thermalquellen nur nach einem
S t o f f oder einer K r a f t zur Erklärung ihrer Wirksamkeit suchte, kam man in deren Erkenntnis nicht weiter.

P. S c h o b e r nahm zur Erklärung eine rein biologische
Reizwirkung an und setzte damit die Balneotherapie in eine
Parallele mit der Proteinkörpertherapie von R. S c h m i d t,
der Protoplasma-Aktivierung W e i c h a r d s, dem Heilfieber
und der Heilentzündung im Sinne B i e r s. Die Reizaufnahme und die Reizübertragung erfolgt dabei durch die Haut,
deren Bedeutung weit über die einer einfachen Schutzdecke
des Körpers hinausgeht. Sie stellt ein vegetatives, dynamisches und endokrines Organ dar, das vielerlei Beziehungen
zu den Blutdrüsen besitzt. Nicht der Übergang von Stoff
in den Körper und nicht die Verankerung nach dem Gesetze
chemischer Wahlverwandtschaft sind die Heilpotenzen.
Die Reize der aus dem Bade quellenden Energien bewirken
nach V o g t eine Umlagerung von Kräften, eine Neuordnung von Kraftlinien, Energiewirkungen und Konstitutions-
Änderungen. Es wäre demnach die I n d i v i d u a l i t ä t der
G a s t e i n e r T h e r m e n a n s i c h, welche auf dem gezeigten Wege die Heilwirkungen hervorruft. Deshalb die weit-

gehende Unabhängigkeit von so vielen äußeren physikalischen Bedingungen, die sonst den Heileffekt der Therme schmälern müßten.

Eine ganze Reihe neuer Erkenntnisse auf physikalischem, chemischem, biologischem und pharmakologischem Gebiete verdanken wir den zahlreichen Arbeiten des kurz vor dem 2. Weltkriege neu gegründeten Gasteiner-Forschungsinstitutes, das durch private Initiative einiger selbstloser, ideal begeisterter Männer unter großen persönlichen und materiellen Opfern ins Leben gerufen wurde. Dankbar sei der Namen Prof. Dr. D r e x e l s, Dr. G r a n i c h s t ä d t e n s und Prof. Dr. S c h e m i n z k y s gedacht.

Die Radioaktivität der Quellen fand R u s c h i t z k a in umfangreichen Nachuntersuchungen, bis auf gelegentliche mäßige Schwankungen seit M a c h e s Arbeiten im wesentlichen unverändert. Es scheint dieser konstante Radongehalt der Gasteiner Therme ein biologisches Optimum für den Organismus darzustellen.

Von D i t t l e r und A b r a h a m c z i k mit neueren Methoden durchgeführte chemische Analysen ergaben das Vorhandensein von Kupfer, Zink, Blei und Arsen in deutlichen Spuren, sowie kleinster Mengen von Zinn, Silber und Gold im mangan- und eisenhaltigen Sediment der Quellenmündung, dem sogenannten Reissacherit, sowie im Thermalwasser selbst. Derart finden die vom genialen P a r a c e l s u s mit den einfachsten Mitteln schon im 16. Jahrhundert durchgeführten Untersuchungen eine Bestätigung. Diesen Mikrodosen der Schwermetalle kommt zweifellos die Wirkung von Spurenelementen zu, denen ja gegenwärtig eine besondere biologische Wirksamkeit beigemessen wird.

Eindrucksvoll sind S c h e m i n z k y s Beobachtungen an der Traubezelle im Thermalwasser. Diese entsteht durch osmotische Vorgänge bei Einbringen eines Ferrozyankalikristalles in eine Kupfersulfatlösung. Nach einiger Zeit beginnt die Zelle zu schrumpfen, sich dunkel zu verfärben, um schließlich zu verfallen. Verwendet man nun als Lösungsmittel Thermalwasser an Stelle von destilliertem oder Leitungswasser, so wird dieser Alterungsprozeß der Zelle hinausgeschoben. Wie Versuche mit Modellwasser zeigten, ist der Vorgang unabhängig vom Radongehalt, und S c h e m i n z k y vermutete daher, daß es sich dabei um eine Wirkung der im Thermalwasser in Spuren vorhandenen Anionen handle.

Zahlreich sind die durchgeführten biologischen Forschungsarbeiten über die Eigenart der Therme. S c h i l l e r studierte eingehend die Wirkung des Thermalwassers auf die Stoffwechselvorgänge einfacher Pflanzenorganismen. Er konnte eine Wachstumssteigerung und Zunahme der Stärkespeicherung, also eine Vermehrung der Kohlensäureassimilation feststellen. Nach Parallelversuchen mit entemaniertem Thermalwasser dürfte neben dem Radon noch ein weiterer Reizfaktor als wirksam anzunehmen sein.

B u k a t s c h konnte diese Befunde bestätigen und erweitern. Nach seinen Arbeiten scheint der Anwesenheit von Bor, Bikarbonatkohlensäure und Fluor im Thermalwasser eine ursächliche Wirkung auf die Steigerung der Photosynthese zuzukommen.

Von B u k a t s c h und G r i l l durchgeführte Keimungsversuche ergaben eine Keimungsverzögerung im Thermalwasser gegenüber dem Leitungswasser, jedoch eine Wachstumsförderung, wenn die Nährlösung mit Thermalwasser statt mit Leitungswasser bereitet wurde. Dabei ist der Radongehalt der Therme von keinerlei Bedeutung, vielmehr steht ihre besondere chemische Zusammensetzung im Vordergrund. Es ist noch gar nicht so lange her, daß man die Erklärung der Wirksamkeit der Gasteiner Therme fast ausschließlich auf physikalischem Gebiet suchte, und nun scheint ihre eigenartige chemische Zusammensetzung biologisch doch eine weit gewichtigere Rolle zu spielen, als man früher annahm. Deren große Mannigfaltigkeit wurde allerdings schon von L u d w i g und P a n z e r besonders hervorgehoben, die in dieser Hinsicht die Therme als ein „Unikum" bezeichneten.

Ein Teil dieser Untersuchungen wurde mit dem gleichen Resultate auch in Bad Hofgastein vorgenommen, dem das Thermalwasser durch eine mustergültige Leitung o h n e j e d e n R a d o n v e r l u s t zugeführt wird, wie die eingangs erwähnten Untersuchungen R u s c h i t z k a s erneut bestätigt haben. Auch nach den biologischen Versuchen erscheint mithin in Hofgastein die Erhaltung des wirksamen Prinzipes der Therme voll gewährleistet.

J a n k e fand bei seinen Studien über den Einfluß des Thermalwassers auf Sproßpilze, daß der Radongehalt auf die Zellvermehrung stimulierend wirkt, daß daneben aber auch andere Faktoren beteiligt sein müssen.

B u k a t s c h studierte ferner die Wirkung der Therme auf verschiedene Bakterien (Staphylokokken, Streptokokken, Bact. coli und proteus), um die empirisch lang bekannte Tatsache der günstigen Wirkung des Thermalwassers auf schlecht heilende Wunden wissenschaftlich zu fundieren. Er konnte eine deutliche Hemmung der Vermehrungsfähigkeit der Kulturen feststellen, offen aber blieb die Frage einer Beeinflussung der Virulenz der Bakterien. Bei seinen Arbeiten über Änderungen der Herztätigkeit durch verschiedene Wässer bei niederen Organismen wählte er Daphnien als Versuchsobjekte, da dieser kleine Süßwasserkrebs direkte Beobachtungen des Herzschlages am unverletzten Tier gestattet. Das Thermalwasser ruft eine deutliche Anfangsbeschleunigung der Schlagfolge hervor, auf die eine bradykardische Periode folgt. Für die erstere wurde die Radioaktivität verantwortlich gemacht. Vergleichende Modellversuche ergaben, daß neben dem Radongehalt auch die chemische Eigenart der Therme von wirksamer Bedeutung ist.

Versuche F r ö h l i c h s über das Leben der Daphnien bei Luftabschluß zeigten, daß unter gleichen Bedingungen das Thermalwasser eine lebensverlängernde Wirkung ausübt; sie kann nur zum Teil auf den Radongehalt bezogen werden.

Die seit langem bekannte hormonale Wirkung der Gasteiner Therme wurde von G l a s e r, H a e m p e l und G e r k e in verschiedenen Versuchsanordnungen mit Bitterlingen studiert. Danach erscheint ein direkter hormonaler Effekt unwahrscheinlich, es dürfte sich vielmehr bei diesen empirisch immer wieder feststellbaren Beobachtungen um eine unspezifische Reizwirkung auf den endokrinen Apparat handeln.

Besonderes Interesse verdienen die Untersuchungen, welche G l a s e r, H a e m p e l und R a n f t e l an Meerschweinchen und Mäusen durchführten, die mit Sparteinum sulf. vergiftet waren. Durch Injektion von relativ kleinen Dosen Thermalwassers konnte die sonst sicher letal verlaufende Vergiftung verhindert werden. Es handelt sich dabei wohl um den Effekt einer „Reizwirkung auf den endokrinen Apparat sowie auf sonstige Abwehrvorrichtungen des Organismus, im Verein mit Veränderungen im Stoffwechsel". Da das Thermalwasser für die Versuchszwecke lange vorher der Quelle entnommen worden war, kann die Radioaktivität nicht die Ursache dieses entgiftenden Geschehens sein.

Aus all diesen mehr als flüchtig angeführten Untersuchungen an Pflanzen und Tieren ergibt sich erneut die Auffassung, daß das wirksame Agens der Gasteiner Therme nicht ihr Radongehalt allein sein kann und daß wir es dabei noch mit anderen Reizfaktoren zu tun haben müssen; ob nun die spezifisch chemische Beschaffenheit des Thermalwassers diese darstellt, oder ob es sich um ein wirksames Prinzip handelt, das wir mit unseren heutigen Untersuchungsmethoden noch nicht erfassen können, muß vorerst unentschieden bleiben. Von neuem bewiesen erscheint aber durch die an den Daphnien, den Bakterien, den Hefepilzen und an der

Photosynthese der Pflanzen gemachten Beobachtungen, daß auch kleinste R a d o n d o s e n eine nicht anzuzweifelnde Wirkung entfalten.

Gehen wir nun auf die H e r k u n f t des Gasteiner Thermalwassers näher ein, so besteht darüber heute wohl eine ziemlich e i n h e i t l i c h e A u f f a s s u n g. Bekanntlich unterscheiden wir sogenannte vadose Quellen, die von atmosphärischen Niederschlägen herstammen (Regen, Schnee, Eis), deren Wasser also bereits in Zirkulation war, und solche, deren Wasser, aus den Tiefen der Erde kommend, zum ersten Mal ans Tageslicht treten; man nennt sie juvenile, das heißt jugendliche Quellen. Zu ersteren gehören die gewöhnlichen kalten Quellen, aber auch warme Quellen, deren Wasser von außen in s o l c h e Tiefe dringt, daß es die Temperatur des Gesteins erhält; diese nimmt bekanntlich — von der Stufe der mittleren Jahrestemperatur aus gerechnet — für je 30 bis 33 m um 1 Grad Celsius zu. Je nach Menge der Niederschläge und der Jahreszeit wechselt ihre Ergiebigkeit und Temperatur, während die juvenilen Wasser sich davon unabhängig zeigen und als postvulkanische Erscheinung gedeutet werden.

Für die juvenile Natur der Gasteiner Therme sprechen ihre ziemlich weitgehende Unabhängigkeit von atmosphärischen Einflüssen, ihre fast gleichbleibende Ergiebigkeit und Temperatur, ihr konstanter Gehalt an Radon und festen Bestandteilen, zu denen Chlor, Fluor und Borsäure zählen, die in vadosen Wässern niemals vorkommen. Dem wäre nur das eine entgegenzuhalten, daß man an Ort und Stelle keine Reste eines vorausgegangenen Vulkanismus, wie Lava und Eruptivgestein, auffindet.

Jene Forscher, die an dem vadosen Ursprung der Therme festhalten, gingen von der Tatsache aus, daß man beim Bau des Tauerntunnels auf eine große Zahl warmer Quellen stieß und daß diese einen desto höheren Salzgehalt aufweisen, je wärmer sie sind. Nun besitzt die Therme einen ähnlichen Salzgehalt wie die Tunnelquellen; nach diesem Kriterium würde also ihre Bildungsstätte nicht viel tiefer liegen als ihr gegenwärtiger Auslaufort. Die Temperatur könnte unter diesen Umständen höchstens 30 Grad Celsius aufweisen, während sie in Wirklichkeit 46,7 Grad beträgt. Man nahm daher an, daß in dieser Tiefenlage gesammelte vadose Wasser durch Dämpfe erhitzt werde, die durch Felsspalten aus großer Tiefe emporsteigen und hier zu Wasser verdichtet würden. Mit einer an Sicherheit grenzenden Wahrscheinlichkeit sind aber diese Dämpfe j u v e n i l e n Ursprunges, denn dies ist wohl näherliegender als die Annahme, daß Oberflächenwasser in so große Tiefen gelangen könnte.

Auch nach den Untersuchungen des Forschungsinstitutes über die Ionenzusammensetzung der verschiedenen Quellaustritte der Therme ist diese als j u v e n i l e s Wasser anzusprechen, dem ein gewisser kleiner Gehalt an vadosem Wasser aus westlicher Richtung her zusitzt, wovon die östlichsten und am höchsten gelegenen Quellen kaum mehr etwas abbehommen. Eine Stütze für diese Ansicht bilden auch die Ergebnisse der Untersuchungen über den Gehalt des Thermalwassers an freiem Sauerstoff. Die Therme ist demzufolge sicher größtenteils vulkanischen Ursprunges.

Anders steht es mit der Herkunft des Radon und dem Gehalt an Radium und Thorium in Substanz, woran Gastein bekanntlich nur von Bormios Therme — der schon den Römern bekannt gewesenen Plinius-Quelle — übertroffen wird. Allerdings enthalten k a l t e Quellen, wie Joachimsthal, Brambach und Oberschlema, weit größere Mengen davon, doch müssen diese Wässer für Badezwecke erst erwärmt werden. Anfangs glaubte man, das Radon stamme ebenfalls aus dem Innern der Erde. Als aber die oberwähnten Quellen des Tauerntunnels untersucht wurden, erwiesen sie sich gleichfalls als radioaktiv. Es kann mithin das Radon nur vom G e s t e i n dem Wasser mitgeteilt worden sein, und der Beweis hiefür wurde auch durch den Nachweis von Radium im Gneisgranit erbracht. Der Weg, auf dem das Radon ins Wasser gelangt, ist folgender: im normalen unveränderten Gestein bleibt das durch Zerfall des Radiums entstehende Radon eingeschlossen; in den Tunnelquellen erscheint es, weil das Gestein am Tauernkamm durch Verwitterung porös wird und dadurch das Radon in das vorüberfließende Wasser entweichen läßt; in den Thermalquellenspalten wird das Gestein durch das heiße, stoffarme Wasser gelöst und zerbröckelt, so daß dieses reichlich Radon in sich aufnehmen kann, und dies um so mehr, als der bei diesem Prozeß entstehende feine Sand viel Radium enthält.

Über die Wirkung der Gasteiner Therme im allgemeinen wurde wie in allen Badeorten im Laufe der Zeit ein großes Erfahrungsmaterial gesammelt. Wissenschaftliche Forschung und Arbeiten der letzten Zeit haben ihre physiologische und patho-physiologische Wirkung nach manchen Richtungen hin geklärt und damit der Empirie teilweise auch eine wissenschaftliche Grundlage gegeben.

Durch die Therme erfolgt eine allgemeine Stimulation im Sinne einer unspezifischen Leistungssteigerung, eine mächtige Anregung des gesamten Stoffwechsels, die zu einer Umstimmung des Organismus im Sinne einer Auffrischung, Belebung und Verjüngung führt. Eine ganze Reihe biologischer Prozesse erfahren eine Änderung im funktions-steigernden Sinne, in den Zellen erfolgen Permeabilitätsänderungen sowie ein rascherer Ablauf der Oxydations- und Reduktionsvorgänge, Zellwachstum und Zellenerneuerung werden gefördert, die Blutbildungsstätten zu erhöhter Tätigkeit veranlaßt, Aufsaugungsvorgänge angeregt, unterstützt und beschleunigt, die darniederliegende Funktion lebenswichtiger Organe neu belebt, entzündungswidrige, entzündungshemmende und schmerzstillende Wirkungen ausgelöst. Die Zirkulationsverhältnisse werden gebessert, die Abwehrkräfte aktiviert, die Organe mit innerer Sekretion angeregt, aufgefrischt und bei krankhafter Veränderung umgestimmt, die exkretorischen Drüsen zeigen eine erhöhte Leistung im Sinne vermehrter Schweiß- und Harnsekretion mit gesteigerter Salzausscheidung. Dazu kommt eine mächtige Beeinflussung des Nervensystems teils in anregendem, teils in beruhigendem Sinne.

So lassen sich zwanglos die günstigen Erfolge der Gasteiner Kuren bei allen Ermüdungs-, Erschöpfungs- und Alterserscheinungen und den damit zusammenhängenden Beschwerden erklären, und es erscheint begreiflich, daß auch dort, wo eine vollständige Wiederherstellung nicht mehr möglich ist, doch eine Linderung der Schmerzen, eine Besserung der Funktion und ein Aufhalten des Krankheitsprozesses Platz greifen kann. Auf hierhergehörende Einzelheiten kommen wir noch in den folgenden Ausführungen zurück.

III. Lage und Klima

Die in Hofgastein zu erzielenden Heilerfolge sind nicht in der Anwendung der Therme allein begründet, sie sind vielmehr komplexer Natur und das Resultat des Zusammenspieles mit anderen heilbringenden Faktoren; es sind dies seine bioklimatischen Eigenschaften und die Besonderheiten seines Umwelt-Milieus.

Der Ort liegt an der breitesten Stelle des Tales, dort, wo dieses am meisten von Licht und Sonne durchflutet wird, und schmiegt sich ganz den nördlichen Berggruppen an, so daß sich vor ihm gegen Süden hin der weite Talkessel ausbreitet, der durch den Kamm der Hohen Tauern seinen Abschluß findet. Auf diese Weise ist Hofgastein gegen die rauhen Nord- und Nordwestwinde geschützt. Es liegt auf ebenem Terrain, besitzt aber in nächste Nähe rasch erreichbare Promenadenwege aller Steigungsgrade.

Das Klima ist ein ausgesprochen alpines, mit dessen bekannten Einwirkungen auf Stoffwechsel, Atmung, Blutbeschaffenheit, Herz und Kreislauf. Die absolute Rauch- und Staubfreiheit sowie die reiche Sonnenzustrahlung sind wichtige klimatische Vorzüge. Die radonreiche Luft ist herb und doch mild zugleich und zeigt in ihrer bewegten Frische den wohltätigen Einfluß der die Bergeshänge hoch hinanreichenden Waldbestände. Hiezu kommt die starke I o n i s i e r u n g der Luft; ihre Ionisatoren sind die radioaktiven Substanzen, an denen das Gasteiner Tal nach Art seines Gesteines und seiner geologischen Bedingungen sehr reich ist, sowie die u l t r a v i o l e t t e S t r a h l u n g des Sonnenlichtes und die sogenannte durchdringende Strahlung.

Die biologischen Eigenheiten des Lokalklimas zeigen sich besonders in den Beobachtungen an Kranken, die, ohne Bäder zu gebrauchen, Erscheinungen aufweisen, welche den Bäderreaktionen an die Seite gestellt werden können, so das Aufflackern von rheumatischen und neuralgischen Beschwerden, von Schmerzen in alten Narben, eine gewisse leichte Fieberbereitschaft, eine veränderte Reaktionsweise auf Medikamente, erhöhte Wetterfühligkeit, Schlafstörungen und verzögerte Akklimatisierung, und zwar bei Menschen, denen diese Beschwerden in gleicher oder größerer Höhenlage fremd sind.

Da die Thermalbäder nicht zentralisiert sind, sondern in allen Privatkurhäusern verabfolgt werden, befindet sich der Patient bei der Flüchtigkeit des Radons und seines Niederschlages auch außerhalb des Bades ständig in einem Radonmilieu und in einer Art S t r a h l u n g s l u f t b a d k l e i n s t e r E n e r g i e n. Wir wissen heute noch nicht, bei welcher untersten Grenze bereits eine biologische Wirksamkeit des Radons erfolgt, doch scheint dieses Milieu minimalster Strahlungen für Gastein von besonderer Bedeutung zu sein. Einerseits vermögen ja unterschwellige Strahlungsreize durch Reizsummation einen beträchtlichen Effekt hervorzurufen, andererseits könnten verschiedentliche Faktoren, wie etwa die Höhenlage, einen sensibilisierenden Einfluß auf den Organismus ausüben, so daß auch geringe und geringste Radondosen dadurch zur Wirksamkeit gelangen. Umgekehrt wäre es auch möglich, daß kleine Radondosen den Körper für die Einwirkung von Klimafaktoren empfindlicher machen. Unbekannt ist ferner, welcher von den radioaktiven Tochtersubstanzen des Radons (Radium A bis Radium F) die größte Wirkung auf den Organismus zukommt und auf welche Stärke dieser biologisch am besten anspricht. Jedenfalls aber scheint die Gasteiner Therme und ihr radioaktives Milieu dem heilsamen Optimum mit am nächsten zu kommen, wie jahrhundertealte Erfahrungen lehren. Aus diesen Andeutungen kann man entnehmen, wie unrichtig es ist, einen Kurort nur nach dem ziffernmäßigen Radongehalt seiner Heilquellen beurteilen zu wollen, wie dies bisweilen bei den kalten Radiumbädern mit besonders hohen Werten geschieht.

Die mittlere Jahrestemperatur beträgt 5,9 Grad Celsius, die Niederschlagsmengen sind geringer als in den Voralpen und im Gebiet der Stadt Salzburg. Nach seiner Bewölkung und Nebelfreiheit, bei seiner geringen winterlichen Abkühlungsgröße und nach seinen Wind- und Schneeverhältnissen ist Hofgastein auch zu den günstigsten Winterkurorten zu zählen und braucht hierin den Vergleich mit den bekanntesten klimatischen Stationen nicht zu scheuen. Sein Klima ist im besten Sinne des Wortes ein H e i l k l i m a.

Zweifelsohne stellen die im vorstehenden nur kursorisch geschilderten klimatischen Eigentümlichkeiten für sich allein und in ihrem Zusammenwirken auf den aus dem Flachland kommenden Kurgast eine so gewaltige Veränderung der auf seinen Organismus regelmäßig wirkenden Lebenspotenzen dar, daß von vornherein mit einer tiefgreifenden Wirkung gerechnet werden muß. Dies gilt sowohl für den gesunden wie auch für den kranken Organismus. Der Patient

absolviert hier gleichzeitig eine spezifisch k l i m a t i s c h e
K u r , und diese bildet ein gewichtiges Unterstützungs-
mittel der Badekur. Um so höher ist dieser Umstand zu ver-
anschagen, als eine Reihe von Wirkungen auf den kranken
Organismus sowohl durch die Therme wie durch die klimatischen Faktoren erfolgt; beide beeinflussen zwar auf verschiedenen Wegen, aber in g l e i c h e r R i c h t u n g eine
bestimmte Konstitution oder einen bestimmten Krankheitsfall. Es handelt sich dabei nicht um eine einfache Summa-
tion, sondern um eine P o t e n z i e r u n g der H e i l w i r -
k u n g von B a d e k u r und K l i m a t h e r a p i e . Diese
Kombination ist ein Vorzug, den mit Ausnahme des schon
einmal erwähnten Bormio kein anderer Thermalkurort auf-
zuweisen hat. Dazu kommt noch, daß bei der mäßigen
Höhenlage des Ortes für den Aufenthalt nur in den selten-
sten Fällen eine Gegenanzeige besteht.

IV. Technik und Methode des Kurgebrauches

Aus den Tiefen des Gebirges tritt die Therme am Fuße
des Graukogels, dem „Badberg", wie er im Volksmunde
heißt, in 18 Quellen von verschiedenem Radium- und Radongehalt zutage. Die größte, ergiebigste und eine der radon-
reichsten ist die Elisabethquelle, die Hofgastein mit Thermalwasser versorgt. Dieses wird in einer mustergültigen Leitung — n u r d u r c h d e n n a t ü r l i c h e n L e i t u n g s -
d r u c k — über ein Reservoir den einzelnen Kurhäusern
Hofgasteins zugeführt. Die Leitung besteht aus gußeiser-
nen, innen emaillierten Röhren, die eine dicke Korkstein-
verkleidung besitzen, mit einer Asphalt-Juteschicht bedeckt
und in einem $1^1/_2$ m unter der Erde liegenden Betonkanal
verlegt sind. Mit gleicher Sorgfalt und gleicher Präzision
wurde auch das oberwähnte Reservoir angelegt. Dadurch ist
es möglich, die Therme, welche im Elisabethstollen eine

Temperatur von 46,7 Grad Celsius aufweist, in ihrem Heilwert ungeschmälert und nur mit einem Wärmeverlust von 2,2 Grad Celsius nach Hofgastein zu führen. Da das Wasser in der hohen Temperatur von 44,5 Grad Celsius zum Badegebrauch nicht verwendet werden kann, muß ein Teil davon, ohne daß der Heilwert durch Beimischung von gewöhnlichem kaltem Wasser herabgemindert wird, einer entsprechenden Abkühlung zugeführt werden. Dies geschieht in einem zu diesem Zwecke besonders erbauten Wasserbehälter, der mit kaltem Trinkwasser beschickt wird. In demselben laufen 5 Paare innen und außen verzinnter Kupferröhren, durch welche Thermalwasser geleitet und so auf 16 Grad Celsius abgekühlt wird. Das gekühlte Thermalwasser wird in einer Parallel-Leitung den einzelnen Kurhäusern zugeführt, damit die ärztlich verordneten Badetemperaturen hergestellt werden können. Maches im Jahre 1911 persönlich vorgenommene Messungen ergaben im Reservoir die gleiche Zahl von Mache-Einheiten wie im Quellstollen, und es heißt in seinem Gutachten wörtlich: „Insoweit die Dimensionierung des Reservoirs dem Tagesbedarf entspricht, läßt sich kein besseres Resultat erzielen, und es entspricht die Leitung vom Standpunkte der Radonerhaltung auch den strengsten wissenschaftlichen Anforderungen."

Die Bäder werden teils in versenkten Sitzbadewannen, teils in Liegewannen verabreicht, die gleichfalls versenkt sein können oder frei stehen. Die vertieften Sitzwannen, in die man auf Stufen hinabsteigt, sind für schwer bewegliche Patienten, vor allem für solche mit Krankheiten der Bewegungsorgane besonders zweckdienlich, während bei Herz- und Gefäßkrankheiten wegen des geringen Druckes der über dem Herzen liegenden Wassersäule die Liegewannen zu empfehlen sind. Für Kranke, die ins Bad gehoben werden müssen, eignen sich am besten Wannen, die von allen Seiten frei zugänglich sind.

Über den Fassungsraum der Bäder wurde in den Jahren der ständig zunehmenden Frequenz der Gasteiner Badeorte viel diskutiert. Ohne darauf näher einzugehen, sei nur bemerkt, daß in den meisten Fällen ein R a u m i n h a l t v o n 4 0 0 L i t e r n p r o B a d genügend ist. Für Bewegungsbäder und bei Lähmungen, wo es auf einen stärkeren Wasserauftrieb ankommt, sind die alten Gasteiner Badewannen mit einem Fassungsraum von 600 Litern als ideal zu bezeichnen; aus diesem Grunde wären dieselben, soweit solche noch vorhanden sind, möglichst beizubehalten.

Die Tageszeit, zu welcher das Bad genommen wird, ist verschieden. Im allgemeinen kann man die Bäder z u j e d e r T a g e s z e i t nehmen, doch ist es nicht empfehlenswert, dies unmittelbar nach den Hauptmahlzeiten zu tun. Von jeher bevorzugt waren und sind die ersten Morgenstunden. Schwächliche Personen werden gut tun, nicht mit nüchternem Magen zu baden, sondern etwa eine halbe oder dreiviertel Stunde vorher ein leichtes Frühstück zu nehmen. Solche, die in den frühen Morgenstunden ihren tiefsten Schlaf haben, sollen sich zum Zwecke des Badens nicht zu dieser Zeit wecken lassen; dies ist vom gesundheitlichen Standpunkt aus abzulehnen.

Den alten Brauch und die Vorliebe, in frühen Morgenstunden nüchtern die Thermalbäder zu nehmen, versuchte P. S c h o b e r wissenschaftlich zu begründen: da bei der Thermalbäderwirkung eine vagotonische Teilerscheinung bestehe und die vagotonische Tageskurve in die frühen Morgenstunden falle, würden sich um diese Zeit zwei gleiche vagotonische Wellen summieren, woraus sich eine besondere Wirksamkeit des Bades ergebe.

Indes werden mit gleichem Erfolge die Bäder auch am Vormittage, am späteren Nachmittage und schließlich etwa eineinhalb Stunden nach beendeter Abendmahlzeit genommen. Ja, die abendlichen Bäder sind in manchen Fällen von besonderem Werte. Sie wirken oft beruhigend, schlafbringend und schlaffördernd, und ich habe manchen dankbaren Patienten scheiden sehen, der durch abendliche Gasteiner Bäder wieder schlafen lernte. Freilich kann auch gerade das Gegeneil der Fall sein; die Bäder können am Abend erregen und den Schlaf verscheuchen. In solchen Fällen darf natürlich abends nicht gebadet werden. Es ist dies ganz individuell und von vorneherein oft nicht zu entscheiden; erst der Versuch mit einem oder mehreren abendlichen Bädern wird darüber Aufschluß geben. Vielleicht gibt auch die Reaktion auf gewöhnliche warme abendliche Bäder daheim einen Fingerzeig dafür.

Da bei den Bädern eine sich allmählich kumulierende Reizwirkung auf das vegetative Nervensystem, die endokrinen Drüsen und den gesamten Stoffwechsel erfolgt, haben wir es in der Hand, durch e n t s p r e c h e n d e V e r o r d n u n g der Bäder nach Zahl, Form, Aufeinanderfolge und Temperatur diese Reizwirkung zu regulieren, zu mildern oder zu steigern, je nach Art des Krankheitsfalles, nach der Reaktionsbereitschaft des Körpers und der Konstitution des Kranken.

Nicht immer ist der Verlauf einer Gasteiner Kur vorauszusehen, und es ist oft unmöglich, dem Patienten von vorneherein für die ganze Kur gültige Richtlinien zu geben. Einmal kann die Badereaktion eine recht unangenehme, allerdings vorübergehende Verschlechterung des Leidens mit sich bringen, aber auch sonst kann sich das Befinden des Kranken, besonders wenn eine starke neurasthenische Komponente mit im Spiel ist, in kurzen Intervallen ändern. Dieser Zustand wird zunächst die Zahl der in der beabsichtigten Kurperiode zu nehmenden Bäder beeinflussen. In vielen Fällen sind es e t w a z w a n z i g B ä d e r, die bei einem dreieinhalb- bis vierwöchigen Aufenthalt als Maximum absolviert werden, doch können auch schon sieben bis neun Bäder eine erfolgreiche Kur darstellen. Nach meiner Erfahrung

genügen in den meisten Fällen e t w a s i e b z e h n Bäder zu
einer vollen Kur. Es müssen durchaus nicht einundzwanzig
sein, welche Zahl aus der dreifach genommenen „heiligen
Sieben" entstanden ist und die zu erreichen viele Kurgäste
grundlos als notwendige Norm und unerläßliche Bedingung
des Erfolges betrachten. Gegen diese vorgefaßte, irrige und
schädliche Meinung kämpft der Arzt oft vergebens an. Desgleichen gegen den durch nichts begründeten Aberglauben,
man dürfe die Kur nur mit einer u n g e r a d e n Zahl von
Bädern beschließen. Die höchste Zahl der von mir verordneten Bäder beträgt 21; was damit nicht erreicht wird, ist
auch von einer größeren Zahl von Bädern nicht zu erwarten. Ich sah von solchen nie einen Vorteil, bisweilen jedoch
N a c h t e i l i g e s, wobei ich den Eindruck hatte, der Körper sei mit Bäderreizen bereits übersättigt und dadurch in
seinem Kräftezustand ernstlich bedroht: „Weniger" ist in
vielen Fällen eben „mehr".

Nach einer Reihe von Bädern tritt in mehr oder minder
deutlich fühlbarer Form die sogenannte Bade-Reaktion auf,
die sich in Symptomen bald mehr allgemeiner, bald mehr
lokaler Natur, d. i. am Orte des Krankheitsherdes auswirkt.
Mattigkeit, allgemeine Schwäche, leichte Ermüdbarkeit, Ap-
petitlosigkeit, dyspeptische Erscheinungen, leichte Erregbarkeit, psychisches Unbehagen, gedrückte Stimmungslage,
Neigung zu nächtlichen Schweißen treten auf und stören
das Allgemeinbefinden des Patienten. Am Krankheitsherd
selbst stellen sich Schmerzen ein, vorhandene werden ge-
steigert, solche, die längst abgeklungen waren, flackern wieder auf. Selbst an Körperstellen, wo der Krankheitsprozeß
bisher weder subjektiv noch objektiv in Erscheinung getre-
ten war, können sich jetzt schmerzhafte Sensationen be-
merkbar machen. Bisweilen sind alle diese Erscheinungen
eben nur angedeutet oder werden von robusten Naturen
gar nicht beachtet — vorhanden sind sie wohl immer, man
muß nur genau darnach fahnden; bisweilen aber steigern

sie sich zu fast unerträglicher Höhe und beeinträchtigen das Wohlbefinden des Patienten derart, daß therapeutisches Eingreifen notwendig wird. Vor allen Dingen müssen dann R u h e t a g e eingeschaltet werden, wenn dieselben nicht von vornherein, periodisch wiederkehrend, dem richtig entworfenen Kurplan eingefügt waren. Leider bringt es die jetzige schwere Zeit und die auf allen Ständen lastende wirtschaftliche Hochspannung mit sich, daß der Kuraufenthalt auf das äußerste beschränkt wird und daß die Patienten, um in kürzester Zeit möglichst viele Bäder zu absolvieren, die Verordnung von Ruhetagen ganz außer acht lassen. Folgt dann noch auf eine solche durchgepeitschte Badekur der unmittelbare Eintritt in den harten, zermürbenden Daseinskampf mit seiner ständigen Überspannung aller körperlichen und geistigen Energien, dann kann eine solche Kur nicht nur keinen Erfolg bringen, sondern direkt Schaden stiften. Während man in früheren Zeiten für eine Gasteiner Kur 4 bis 6 Wochen in Aussicht nahm, wird dieselbe heute meist in knappen 3 Wochen und dabei womöglich mit 21 Bädern erledigt. Wie in einem solchen Falle die reaktive Badephase und das postreaktive Nachkurstadium den Heilung bringenden richtigen Verlauf nehmen soll, bleibt unerfindlich.

Die Badereaktion tritt meist als „Frühreaktion" schon nach wenigen Bädern auf, manchmal erst in der zweiten Hälfte der Badekur oder gegen Schluß derselben als „Spätreaktion", ja in einzelnen Fällen erst einige Zeit nach ihrem Abschluß in der Heimat. Bisweilen verläuft sie doppelphasig. Dies hängt wohl damit zusammen, daß zu ihrer Auslösung im Einzelfalle eine individuell verschiedene Reizhöhe durch Reizsummierung erreicht werden muß. Dieselbe kann nach meiner Erfahrung auch in verschiedenen J a h r e n verschieden sein. So treten manchmal auffallend starke Badereaktionen bei solchen Kurgästen auf, die schon wiederholt Gasteiner Kuren gebrauchten, ohne daß jene sich in solcher Intensität einstellten. Da die Therme sich nicht ändert und die klimatischen Faktoren im allgemeinen dieselben bleiben, gehen wir wohl nicht fehl, wenn wir den Grund hiefür in der g e ä n d e r t e n R e a k t i o n s b e r e i t - s c h a f t d e s O r g a n i s m u s s e l b s t suchen. Die Gegenwart drückt schwer auf die Menschheit, die meisten müssen trotz des vorgerückten Alters schwerer arbeiten denn je, kommen erschöpft, übermüdet, beladen mit Kummer und seelischem Leid, beschwert mit den Sorgen einer ungewissen Zukunft hierher. Kein Wunder also, wenn in einem solchen Organismus die Badereize sich früher und kräftiger auswirken als zuvor. Ich habe auch nie so viele Kuren frühzeitig abbrechen müssen als in letzter Zeit. Ich hatte den sicheren Eindruck, daß der Körper bereits mit Bäderwirkung gesättigt sei und ihm ein Plus davon nicht mehr zugemutet werden dürfe.

Eine häufige, den Patienten bisweilen beunruhigende Begleiterscheinung der Gasteiner Kur ist der gestörte Schlaf. Oft besteht die Nachtruhe nur in einem Dahindämmern oder Dahindösen in halbwachem Zustande. Selbst Menschen, die daheim „berühmte Schläfer" sind und in viel größeren Höhenlagen nie an Schlafstörungen leiden, kommen mit solchen Klagen. Eines aber berichten alle übereinstimmend: daß sie trotz der mangelhaften Nachtruhe tagsüber „merkwürdig frisch und durchaus nicht müde" seien, daheim wären sie bei so mangelhaftem Schlaf vollkommen arbeits- und berufsunfähig. Im weiteren Kurverlauf bessert sich dieser Zustand gewöhnlich, hält aber auch gelegentlich bis zur Rückkehr in die Heimat an, um dann restlos zu verschwinden.

Ein Gleiches gilt vom Traumleben. Leute, die sonst wenig oder nie träumen, berichten während des Badegebrauches von lebhaften und wirren Träumen, deren Inhalt oft schreckhafter und beängstigender Natur ist. Wir ersehen aus diesen Erscheinungen die eklatante Einwirkung der Therme auf die Großhirnrinde und die tieferliegenden Zentren.

Die F o r m, in welcher wir die Bäder verabreichen — als Halb-, Dreiviertel- oder Vollbäder — ist jeweils nach Art des Krankheitsfalles verschieden; ein Gleiches gilt von der Dauer des Bades. Ein Bad von weniger als 8 Minuten steht wohl an der untersten Grenze der Wirksamkeit und bleibt nur für schwerste Krankheitsfälle reserviert. Auf der anderen Seite ist zu bedenken, daß langdauernde warme Bäder erschlaffen und ermüden; wir werden dies oft strenge vermeiden müssen. Die Durchschnittsdauer beläuft sich auf 20 Minuten, in einer Reihe von Fällen vielleicht bis zu einer halben Stunde. Dies wird aber immer die Ausnahme sein. Innerhalb dieser Zeitspanne ist mit einer v o l l k o m m e n e n A u s w i r k u n g d e s B a d e s z u r e c h n e n. Es sei in diesem Zusammenhange daran erinnert, daß es keinem Arzt einfallen würde, von einem Medikament, das in einer bestimmten Dosis bereits wirkt, eine stärkere zu verabreichen, nach dem alten Grundsatz der Medizin: „Primum non nocere."

Von größter Wichtigkeit ist die T e m p e r a t u r, mit welcher das Bad genommen wird. Hierin geschehen wohl die meisten Fehler, und mancher Mißerfolg ist darauf zurückzuführen. Für den Patienten ist es natürlich verlockend, Thermalbäder so heiß als möglich zu nehmen, in der falschen Annahme, daß diese um so wirksamer wären, je höher temperiert sie verabreicht werden. Ich möchte von vornherein betonen, daß die Gasteiner Bäder, angepaßt an den jeweiligen Krankheitsfall, von mittlerer und kühlerer Temperatur genau so wirksam sind, wie in anderen Fällen als heiße Bäder. Gewiß ist die Hitzeeinwirkung an s i c h schon ein gewichtiger Heilfaktor, jedoch immer nur unter gewissen Voraussetzungen. Heiße Bäder mit ihren großen Anforderungen an Herz und Gefäße, mit ihrer schweren Belastung des Nervensystems können schwere und lang anhaltende Schädigungen bewirken und sind nur unter genauer Individualisierung zu verordnen. Eine Durchschnittstemperatur von 35 — 37 Grad Celsius mit geringen Schwankungen nach oben oder unten ist die vorteilhafteste Badetemperatur; sie gibt das Gefühl einer gewissen Wärme, ohne den Wärmehaushalt des Körpers selbst zu berühren. Auf diesem Wege ist es möglich, die erwähnten Organe n i c h t n u r n i c h t z u g e f ä h r d e n, sondern dieselben, auch wenn sie geschwächt oder erkrankt sind, mit in den Bereich der Heilwirkung einzubeziehen und so die schönsten Erfolge zu erreichen. Was ich an Gegenteiligem sah, läßt mich dringend vor der Verwendung z u h e i ß e r G a s t e i n e r B ä d e r w a r n e n, wenn nicht alle Sicherheiten gegeben sind, daß durch sie kein Schaden erwachsen kann. Ein großer Teil unserer Patienten steht ja in höherem Alter, wo ohnedies Herz und Gefäße mehr oder weniger abgenützt sind oder mindestens die Reservekräfte dieser Organe nicht mehr so reichlich zur Verfügung stehen wie in der Jugend, abgesehen von wirklichen Erkrankungen. Die Reservekräfte unnütz zu belasten und anzugreifen, kann aber nicht im Sinne irgendwelcher Heilbetätigung liegen. Glücklich ein Bad, das wie Gastein ohne Gefährdung des Organismus denselben Erfolg bringt, wie er anderwärts nur durch Anwendung außerordentlich hoher Temperaturen erreicht werden kann!

Nach dem Bade soll der Körper mit einem trockenen — aber keineswegs heißen — Badetuch ganz leicht abgetrocknet werden, da die auf der Haut verbleibenden Reste des Thermalwassers bis zur völligen Verdunstung weiterwirken. Hierauf folgt eine 1- bis 2 s t ü n d i g e B e t t r u h e, je nach Art des Krankheitsfalles, wobei ein Nachschwitzen tunlichst zu vermeiden ist. Werden die Bäder nicht gerade nach der Nachtruhe am Morgen verabfolgt, so soll ihnen eine zumindest halbstündige Ruhe vorangehen.

Da bei den Bädern eine kumulierende Reizwirkung auf das vegetative Nervensystem, auf die inneren Drüsen und den gesamten Stoffwechsel erfolgt, haben wir es in der Hand, durch entsprechende Verordnung der Bäder nach

Zahl, Form, Aufeinanderfolge und Temperatur diese Reizwirkung zu mildern oder zu steigern, je nach A r t d e s
K r a n k h e i t s f a l l e s, nach der R e a k t i o n s b e r e i t-
s c h a f t d e s K ö r p e r s und der K o n s t i t u t i o n d e s
K r a n k e n.

Eine alte Vorschrift besagte, daß man sich im Bade möglichst ruhig verhalten solle, um das Radon nicht zum Entweichen zu bringen. Dies ist heute nicht mehr ganz aufrecht
zu erhalten. Denn einerseits wissen wir, daß es einer energi-
schen Durchquirlung bedarf, um das Radon aus dem Wasser zu entfernen, andererseits hat man in den sogenannten
„Bewegungsbädern" ein Verfahren kennengelernt, das bei
versteifenden Prozessen, bei Schwäche- und Lähmungszu-
ständen von unschätzbarem Werte ist. Überall dort also,
wo es sich um derartige Erscheinungen handelt, kann von
Bewegungsübungen während des Bades Gebrauch gemacht
werden.

Mit großem Nutzen verwendet man in entsprechenden
Fällen während des Bades durch kürzere oder längere Zeit
das Thermalwasser als „subaquale Heißwasserdusche" in
Form des sogenannten B e r i e s e l u n g s s c h l a u c h e s.
Es stellt dieses Verfahren eine ungemein feine Massage dar,
welche sich der Kranke am Ort des Krankheitsgeschehens
selbst appliziert. Auf diese Weise kann auch die Temperatur
des Bades lokal erhöht bzw. auf gleicher Höhe erhalten
werden, wenn dies speziell nötig erscheint. Vom ärztlichen
Standpunkte ist die zum Schluß des Bades erfolgte geringe
Abkühlung durchaus wünschenswert.

M a n u e l l e A l l g e m e i n - o d e r T e i l - M a s s a g e n
werden nach dem Bad und der angeschlossenen Ruhezeit in
vielen Fällen von Vorteil sein. Im allgemeinen wird es sich
jeweils im Verlauf der Kur erweisen, wieviel dem Körper
an sonstigen therapeutischen Maßnahmen zugemutet werden darf. Dies gilt von jeder physikalischen Therapie, die
hier bisweilen besonders schöne Resultate zeitigt, da der

Körper durch die Bäder für sie sensibilisiert wird. Die gleichzeitige Anwendung einer anderen Reizkörper-Therapie, etwa in Form von Injektionen u. dgl. bildet jedoch eine schädliche Überdosierung an Reizen, und ich bin deshalb auf Grund meiner Erfahrungen von einer solchen als „Zusatzbehandlung" abgekommen.

In manchen Fällen werden wir von der Verordnung einer Badebehandlung überhaupt absehen und unsere Kranken mit großem Nutzen nur einer klimatischen Kur unterziehen.

Die Therme dient jedoch nicht nur dem Badegebrauch, sie findet auch als T r i n k k u r, zu Gargarismen, Mundspülungen und für Vaginal-Irrigationen erprobte Verwendung.

Ob bei Trinkkuren die in der Therme enthaltenen seltenen Stoffe, wie Cäsium, Rubidium, Titansäure usw., eine Rolle spielen, ließ man früher dahingestellt. Selbst erfahrene Kliniker waren seinerzeit der Ansicht, es käme diesen bestenfalls die Wirkung „homöopathischer" Dosen zu. Heute wissen wir, daß es sich bei diesen Mikrodosen um die Wirkung von Spurenelementen handelt, denen insbesondere in Amerika eine große biologische Wirksamkeit beigemessen wird.

Von Bedeutung könnte aber auch gerade die S t o f f - a r m u t i n q u a n t i t a t i v e r H i n s i c h t sein, welche die Therme befähigt, den Körper bei der Durchspülung gewissermaßen auszulaugen und ihn von giftigen Stoffwechselprodukten und Schlacken aller Art zu befreien. Daß dabei alle ihre bisher bekannten und die noch unbekannten physikalischen Eigenschaften eine Rolle spielen, ist selbstverständlich. Untersuchungen der letzten Zeit ergaben, daß die innerlich genommene Therme die Fermente im Magensaft vermehrt, die Salzsäure-Produktion steigert, die Harnausscheidung anregt, den Leberstoffwechsel günstig beeinflußt und auf den Darm beruhigend einwirkt. Die T r i n k k u r

findet daher ihre erfolgreiche Anwendung bei G i c h t, bei
M a g e n k r a n k h e i t e n mit Störungen der Magensaft-
Ausscheidung, bei A f f e k t i o n e n des D a r m e s mit zu
lebhafter motorischer Tätigkeit und bei gewissen N i e r e n -
und B l a s e n l e i d e n.

Die Therme wird in einer Gesamtmenge von $^1/_2$ bis $1^1/_2$ Liter im Tage getrunken, und zwar entweder in größeren
Einzelportionen über den Tag verteilt, nach oder zwischen
den Mahlzeiten, oder in kleinen Mengen, schluckweise, als
sogenannte „Nippkur", wodurch die Ausnützung des Radons am besten gewährleistet wird. Die zu wählende Form
richtet sich nach dem Krankheitsbild und der Bekömmlich-
keit für den Patienten.

Auftretende Beschwerden wie M a g e n d r ü c k e n, S o d -
b r e n n e n, a u f g e t r i e b e n e r L e i b, D a r m s c h m e r -
z e n und dergleichen können durch entsprechende Ver-
teilung und Änderung der Trinkmengen sowie der Temperatur oft behoben werden; gelingt dies nicht, dann ist von
der Trinkkur weiterhin Abstand zu nehmen.

Von ihr gänzlich auszuschließen sind Patienten, deren
K r e i s l a u f v e r h ä l t n i s s e k e i n e s t a r k e F l ü s -
s i g k e i t s b e l a s t u n g v e r t r a g e n, f e r n e r a r t e -
r i o s k l e r o t i s c h e r H o c h d r u c k, B l u t d r u c k -
s t e i g e r u n g e n b e i N i e r e n e r k r a n k u n g e n,
F ä l l e m i t N e i g u n g e n z u W a s s e r - R e t e n t i o n
und solche mit v e r m e h r t e r M a g e n s a l z s ä u r e. In
vielen Fällen kann der Heilerfolg durch die Trinkkur eine
außerordentliche Förderung erfahren.

Die Verwendung des Thermalwassers zu G a r g a r i s -
m e n ist bei s c h l e i m i g e n Katarrhen des Nasen-Rachen-
raumes, besonders bei der c h r o n i s c h e n R a u c h e r -
P h a r y n g i t i s, von ausgezeichnetem Erfolge. Seine aus-
trocknende Wirkung beinhaltet auch seine Kontraindikation.

Für M u n d s p ü l u n g e n sind die Erkrankungen des
Zahnfleisches und der Zahnfächer ein dankbares Behand-

lungsobjekt. Dies war auch den Alten schon bekannt, die es bei der Paradentose empfahlen. So schreibt der kurfürstliche Leibarzt Johann G ö b e l in seinem Buche „die fürnembsten und berümpten Warmen Bäder" 1576 von der Gasteiner warmen Quelle: „auch den wackelden Zehnen kömpt es zu hüllfe."

Anhangsweise sei noch bemerkt, daß in den modernen kleinen, fast zur Gänze ausgekachelten Badekabinen auch eine ausgiebige I n h a l a t i o n erfolgen kann, wenn der Patient dazu angeleitet wird. Durch das Einströmen des heißen Thermalwassers in die Badewannen wird der ganze Raum mit feuchtwarmer radonreicher Luft erfüllt, und zwar um so reichlicher, je mehr Bäder bereits vorausgegangen sind. Ich möchte diese Form der Inhalation, die im durchwärmten Wohnhaus des Patienten selbst erfolgt, keineswegs gering einschätzen und ziehe sie den außer Haus genommenen Inhalationen, besonders bei ungünstiger Witterung, vor.

Was die D i ä t während des Kuraufenthaltes betrifft, so wird hierin keine Änderung erfolgen, wenn dieselbe bereits dem individuellen Zustand angepaßt und der Kranke diätisch richtig eingestellt ist. Da die verschiedenen Leiden, um derentwillen Gastein aufgesucht wird, oft eine diätische Behandlung verlangen, so muß dieselbe auch während des Kuraufenthaltes eingehalten bzw. der Kranke zu dieser angeleitet werden. Ich pflege dem Patienten schriftlich entsprechende diätische Richtlinien mitzugeben und mich mit allem Nachdruck dafür einzusetzen, daß derselbe alle schädlichen Genußmittel, wie größere A l k o h o l m e n g e n, N i k o t i n etc., während des Kurgebrauches auf ein Minimum reduziert bzw völlig meidet. Dem Kurarzt gelingt es oft leichter, den in ein anderes Milieu versetzten Kranken zu bewegen, einem ihm schädlichen Genußmittel zu entsagen oder es wenigstens weitgehend einzuschränken.

S p a z i e r g ä n g e auf ebenen Wegen oder in dosierter Steigung, dem einzelnen Falle angepaßt, überhaupt v i e l

Aufenthalt in frischer Luft und Liegekuren zu festgesetzten Stunden werden die Tageseinteilung zweckdienlich beherrschen. Ein kurzer Spaziergang vor dem Schlafengehen ist durch die damit verbundene Ableitung des Blutes vom Gehirn zur Peripherie oft eine einfache und gute schlafunterstützende Maßnahme.

Zu warnen ist vor jeder körperlichen Überanstrengung wozu die herrliche Alpenwelt mit ihren abwechslungsreichen Bergtouren allzu leicht verlockt.

Auch der Sport muß hier Erwähnung finden, auf den sich in den letzten Jahren fast alle Kurorte eingerichtet haben. Unsere Kranken werden im allgemeinen von demselben nur einen mäßigen Gebrauch machen können. Eine sportliche Betätigung während der Badekur darf keine wie immer geartete körperliche Anstrengung, sondern nur eine angenehme Abwechslung im Tagesablauf bedeuten und nicht etwa ein Training für sportliche Hochleistungen darstellen. Über ein bescheidenes Ausmaß an leichten Rasenspielen, wie Tennis und dergleichen, im Sommer, im Winter auf der Eisbahn, bei Eisspielen oder einige Stunden auf den Skiern in leichtem Gelände — dies alles nach ärztlicher Vorschreibung dosiert und dem jeweiligen Zustand angemessen —, soll die sportliche Betätigung nicht hinausreichen.

Nach Beendigung des Kurgebrauches ist es für den Erfolg oft von Bedeutung, daß der Patient fern von Beruf und Arbeit sich noch 1 bis 2 Wochen Erholung gönnt. Hiezu ist jeder ruhige, stille und im allgemeinen nicht höher als Gastein gelegene Ort geeignet. Leider ist heute aus wirtschaftlichen Gründen die Forderung nach einer Nachkur meist nicht erfüllbar.

Da nach Abschluß der Kur die aufgetretenen Reaktionen noch nachwirken und erst allmählich verebben (postreaktives Nachkur-Stadium), ja erhebliche Reaktionen manchmal überhaupt erst einige Zeit nach Beendigung der

Badekur in der Heimat auftreten, dürfen im Anschluß nicht sofort n e u e K u r e n gebraucht werden, wenn auch das subjektive oder objektive Befinden noch kein befriedigendes ist. Es hieße dies den e i n g e l e i t e t e n H e i l u n g s - p r o z e ß v o r z e i t i g s t ö r e n und den noch nicht zur Ruhe gekommenen Körper vor neue Reizaufgaben stellen, die ihn ernstlich schädigen können. Im allgemeinen wird für solche ein Intervall von etwa 2 bis 3 Monaten zu fordern sein.

Aus all dem geht wohl hervor, in welch mannigfacher und fein abgestufter Weise durch Erfahrung und sorgfältige Beobachtung die Kur geregelt werden kann und daß es erst die M e t h o d e d e s K u r g e b r a u c h e s ist, welche denselben zu einem nutzbringenden gestaltet. Nicht durch die K u r an sich wird der Kranke gesund, sondern erst durch den r i c h t i g e n, das heißt dem speziellen Falle angepaß- ten G e b r a u c h derselben. Die mächtigsten Heilfaktoren können erfolglos bleiben, ja Schaden bringen, wenn sie un- richtig angewendet werden.

Ein Wort noch über die zu wählende Jahreszeit. Erfahrene Badeärzte hatten schon vor Jahrzehnten betont, daß Ga- steiner Kuren mit großem Nutzen jederzeit absolviert wer- den können. Das Gros der Kurgäste wird wohl immer die Sommermonate, die Zeit der Ferien und Urlaube, hiezu benützen. Wer jedoch zeitlich nicht gebunden ist, der sei daran erinnert, daß unser Organismus nach bestimmten pe- riodischen Gesetzen in seinem physiologischen Geschehen für heilbringende Prozeduren i m F r ü h l i n g besonders empfänglich ist und daß F r ü h j a h r s k u r e n in H o f - g a s t e i n zu den erfolgreichsten balneologischen Maßnah- men gehören, die wir kennen. Das Gleiche — ja vielleicht noch in höherem Maße — gilt von den W i n t e r k u r e n. Gerade zur Winterzeit ist ein Klimawechsel zwischen Stadt und Gebirge für den erholungsbedürftigen und ruhesuchen-

den Städter von großer Bedeutung: kommt er ja aus nebel-
feuchten Tiefen ins Bergland, der Sonne und dem Licht ent-
gegen.

V. Indikationen und Kontra-Indikationen

Die durch fortgesetztes Studium und experimentelle Arbeiten geförderte Kenntnis um die Wirkung der Gasteiner
Therme brachte den seit langem empirisch bekannten Heilanzeigen zum Teile ihre wissenschaftliche Begründung. Sie
führte dieselben dort, wo die Grenzen zu weit gezogen waren, auf das richtige Maß zurück und konnte sie andererseits erweitern. Durch vergleichende Beobachtung der Heil-
resultate bei gleichen Krankheitsformen, deren Träger entweder in verschiedene Kurorte entsendet wurden oder nacheinander verschiedene Heilbäder aufsuchten, ließen sich allmählich verläßlichere Richtlinien für die Auswahl der in
Betracht kommenden Kurorte aufstellen. Die an einem
großen Krankheitsgut der sozialfürsorglichen Institute gemachten Beobachtungen der letzten Jahre brachten wertvolle Aufklärungen und erlaubten manchen bemerkenswer-
ten Rückschluß. Es ist hier noch ein gutes Stück Arbeit zu
leisten, bei der die Erfahrung der praktischen Ärzte nicht
entbehrt werden kann. Diese sind es ja, die den Erfolg
einer Gasteiner Kur durch Weiterbeobachtung ihrer Patienten am besten zu beurteilen in der Lage sind und auch jeweils im einzelnen Falle die Indikation für Gastein stellen.
Geben wir nun, ohne auf die geschichtliche Entwicklung
der Heilanzeigen Gasteins einzugehen, einen Überblick über
diese, so entspricht die Reihenfolge, in der wir die einzelnen
Krankheitsgruppen anführen, rein persönlicher Erfahrung
bezüglich Häufigkeit der hieher kommenden Krankheitsformen.

I. Die Krankheiten der Kreislauforgane

Die Krankheiten der Kreislauforgane, insbesondere jene Erkrankungen des Herzens und der Gefäße, welche sich auf arteriosklerotischem Boden entwickeln, bald mehr zentral, bald mehr peripher Erscheinungen machen, sowie die Präsklerose mit ihrem mannigfaltigen Symptomenbild. Vorbedingung des Kurgebrauches für alle Herzkrankheiten ist, daß keine nennenswerte Kompensationsstörung vorliegt. Die Höhenlage Hofgasteins ist — bis auf seltene Ausnahmefälle — ohne weiteres für solche Kranke geeignet. Es unterliegt keinem Zweifel, daß durch die Therme nicht nur eine Hebung der Herzleistung, sondern auch eine Vermehrung der Herzkraft erfolgt. Es ist oft überraschend, wie selbst ernstere Myocard-Veränderungen durch entsprechend temperierte Halbbäder von kurzer Dauer und mit den nötigen Intervallen verabreicht, günstig beeinflußt werden. Natürlich bedürfen sie ständig sorgfältigster Überwachung und eventuell medikamentöser Stützung des Herzens, bei Berücksichtigung ihrer vasomotorischen, neurogenen und endokrinen Eigenart.

Die Claudicatio intermittens bildet eine bekannte und dankbare Indikation, ein Gleiches gilt von der Dyspraxia intestinalis und den verschiedenen Formen der Angina pectoris. Bei der auf Erkrankung der Coronar-Gefäße beruhenden klassischen Form mit den auch in der Ruhe auftretenden typischen Anfällen wird man im allgemeinen mit der Verordnung jeder Badekur Vorsicht walten lassen; selbst der scheinbar leichteste Anfall kann bekanntlich einen unerwartet tragischen Ausgang nehmen. Alle übrigen Formen aber, die wir unter dem Namen der Stenokardie oder Aortalgie zusammenfassen, ebenso die anginoiden Beschwerden der

Vasoneurotiker — deren Zahl in letzter Zeit ungemein zugenommen hat — werden mit großem Nutzen eine Gasteiner Kur gebrauchen.

Eine noch immer weit verbreitete und tief eingewurzelte irrige Ansicht ist es, daß Patienten mit hohem Blutdruck nicht nach Gastein gehören. Unsere Erfahrungen lehren das Gegenteil. Die bekannt malignen Fälle ausgenommen, reagieren viele H y p e r t o n i k e r   o f t   a u s g e z e i c h n e t   a u f   G a s t e i n e r   B ä d e r und verlieren ihre subjektiven Beschwerden. Objektiv ist dabei ein Sinken der Druckwerte festzustellen. Es ist dies erklärlich, weil Radon in kleinen Dosen gefäßerweiternd und blutdrucksenkend wirkt, wie F a l t a ,   S a l l e   und   v.   D o m a r u s nachgewiesen haben. Wenn die Gefäßwand noch nicht völlig sklerosiert ist, kommt es auch zu einer Zunahme der Dehnbarkeit der Arterienwand, namentlich der Aorta, wodurch deren Windkesselfunktion vermehrt wird.

Da nicht für alle Hochdruckfälle die viel häufiger verordneten Jod-Trink- und Badekuren geeignet sind, sollte unserer Erfahrung mehr Aufmerksamkeit als bisher geschenkt werden.

Auf Grund ihrer günstigen Kurerfolge sieht man viele Hypertoniker Gastein alljährlich von neuem aufsuchen. Es muß jedoch immer wieder betont werden, daß in all diesen Fällen eine sorgfältige Überwachung und genaueste Anpassung der Bade-Methodik an den jeweiligen Zustand erforderlich ist. Die günstige Wirkung auf Blutdruckstörungen findet eine weitere Erklärung darin, daß deren Regulation und pathologische Einstellung bis zu einem gewissen Grad vom Zustand des Nervensystems abhängen, auf welches die Therme einen besonders günstigen Einfluß ausübt.

Auf Grund eigener Erfahrungen kann ich bestätigen, daß durch die Bäder ein normaler Druckwert nicht verändert, der pathologisch gesteigerte oft erniedrigt und der hypotonische Druck gehoben wird. Auffallend zugenommen hat in den letzten Jahren die Zahl der H y p o t o n i k e r, die zum Kurgebrauch hieher kommen und sich nachher das ganze Jahr über meist wesentlich besser befinden.

Bemerkenswert sind weiter die Erfolge bei den verschiedenen Bewegungsstörungen des Herzens, bei der Tachy- und Bradykardie, bei S t ö r u n g der R e i z b i l d u n g und R e i z l e i t u n g. Dies ist um so bedeutungsvoller, als wir gegen Reizleitungsstörungen eigentlich kein spezifisch wirksames Medikament besitzen. Hier scheint es sich um die Einwirkung auf die spezifisch arbeitenden Herzmuskel-Zellen zu handeln, womit auch die Wirkung bei beginnender Erschöpfung und dem Nachlassen der Herzkräfte zu erklären ist. Bekanntlich erfolgt nach F r ö h l i c h bei einem nicht optimal arbeitenden Herzen durch minimalste Radondosen eine Anregung der Reizerzeugung, Hebung der Erregbarkeit und Besserung der Reizleitung.

Zu erwähnen sind hier noch die Residuen abgelaufener V e n e n - E n t z ü n d u n g e n und T h r o m b o s e n. Noch bestehende Verdickungen oder Zirkulations-Hindernisse schwinden unter dem Einflusse der Bäder oft auffallend rasch, desgleichen zurückgebliebene, schmerzhafte Sensationen in diesen Gebieten.

Nicht in diese Gruppe gehören, streng genommen, die H e r z a f f e k t i o n e n n e r v ö s e r N a t u r, mögen sie für sich allein bestehen oder Teilerscheinungen anderer Krankheiten sein, sowie die klimakterischen Herzbeschwerden (Cardiopathia climacterica), doch mögen sie gleichfalls hier ihren Platz finden.

Zusammenfassend können wir also sagen, daß bei richtiger Auswahl der Fälle und bei richtiger Methodik des Kurgebrauches eine ungemein günstige Beeinflussung der Zirkulation erfolgt. Die Gefäße werden erweitert, wodurch sich eine bessere Durchblutung des ganzen Organismus ergibt, der Gasstoffwechsel wird gebessert, eine bestehende Kurzatmigkeit behoben; es werden besonders in der Niere bessere Strömungsverhältnisse geschaffen, und durch Zusammenwirken all dieser Momente erfolgt die erstrebte Einflußnahme auf den pathologisch veränderten Blutdruck und die Entlastung des Herzens, an dessen Muskel sich außerdem die tonisierende Kraft der Therme auswirkt. Die in den verschiedenen Organen bestehenden Stauungs-Katarrhe werden gebessert, ebenso die Unregelmäßigkeiten der Herztätigkeit. Die subjektiven Beschwerden verschiedener Art, wie Kopfdruck, Schwindel, Ohrensausen, verlieren sich, der Kranke wird wieder leistungsfähiger. Voraussetzung ist, daß das Herz noch genügend Reservekraft besitzt, um auf den Heilreiz der Therme ansprechen zu können.

Eine strenge G e g e n a n z e i g e bilden, wie bereits hervorgehoben, Herz und Gefäße im Zustande der Dekompensation. Dabei müssen auch die nur zeitweise auftretenden uncharakteristischen Symptome einer latenten Dekompensation, wie eine auffallende Müdigkeit, rasches Versagen schon bei geringer körperlicher Anstrengung, geringe Zyanose und Dyspnoe, leichtere Herzsensationen u. dgl. richtig gedeutet werden.

Nicht unerwähnt sei schließlich als eine häufige Wirkung der Therme: die Erhöhung der gesunkenen Körperwärme, speziell bei Personen, die nie „o r d e n t l i c h w a r m w e r d e n k ö n n e n“, die immer zum Frösteln neigen und ständig über kalte Hände und Füße klagen. Ob dies nun lediglich auf der gefäßübenden Wirkung der Bäder beruht oder auch durch den dauernd vor sich gehenden Zerfall aufgenommener radioaktiver Umwandlungsprodukte und der dadurch gebildeten Wärme erfolgt, mag dahingestellt bleiben.

2. G i c h t u n d R h e u m a t i s m u s

Hieher gehören: D e r M u s k e l - R h e u m a t i s m u s (mit Schwielen und Knötchenbildung, Gelosen), Muskelentzündung (M y o s i t i s, M y a l g i e), Erkrankungen der Sehnen, Fascien und Bänder.

Alle Gelenks-Erkrankungen: der abgelaufene akute und der sekundär chronische Gelenks-Rheumatismus, die infektiösen Formen mit bisher unbekanntem Erreger oder solche, die im Gefolge bekannter Infektions-Krankheiten (Typhus, Grippe, Scharlach, Sepsis, Gonorrhoe, Lues etc.) auftreten, die primär chronische Polyarthritis, die Osteo-Arthropathia deformans, chronische Erkrankungen der Wirbelsäule degenerativer oder entzündlicher Natur (M. Bechterew, Spondylosis deformans) mit ihren sekundären Einwirkungen auf die austretenden Nerven-Wurzeln.

Bei all diesen Krankheitserscheinungen sehen wir ausgezeichnete, die Patienten befriedigende Resultate, insonderheit bei den Formen, bei denen die Schmerzhaftigkeit im Vordergrunde der Beschwerden steht.

Ferner gehören hieher die Skleritis und Iritis rheumatica, der arthrogene Muskelschwund und die Inaktivitäts-Atrophien.

Gastein wird sich dabei, wie schon erwähnt, besonders in jenen Fällen empfehlen, wo es sich um bereits geschwächte Konstitutionen oder gleichzeitig bestehende Herz- und Gefäßerkrankungen handelt. Bei den infektiös-toxischen Gelenkserkrankungen müssen die Herde vor der Kur saniert werden, da sie durch den Kurgebrauch andern Falles aktiviert werden können: cessante causa cessat effectus.

Für die Gicht ist der Gasteiner Kurgebrauch, Bade- und Trinkkur vereint, ein wirkliches Specificum aller ihrer Manifestationen, sei es, daß es sich um typische oder atypische Formen handelt, ob Gelenke, Muskeln, Nerven, Sclera, Iris oder die Haut befallen sind. Immer sehen wir die gleich guten Erfolge. Man kann von Gastein in der Tat als einem „Gichtbad par excellence" sprechen.

3. Die Krankheiten des peripheren und zentralen Nervensystems

Alle subakuten und chronischen Neuritiden (Nervenentzündungen), die im Anschluß an Verletzungen, Erkältungen, Infektionen, Intoxikationen (Alkohol, Nikotin, Blei, Quecksilber, Arsen) oder Auto-Intoxikationen (Diabetes, Gicht) auftreten, die Polyneuritis in ihrem späteren Verlaufe. Neuralgien, wie Ischias, Occipital-, Intercostal-, Gesichtsneuralgie, Herpes-Zoster, periphere Paresen und Lähmungen, funktionelle Neurosen, die angeborene und erworbene Neurasthenie, mag dieselbe auf überstandene Infektionskrankheiten, auf Erschöpfung, Überarbeitung oder Exzesse verschiedener Art zurückzuführen sein, die Organ-Neurosen, die Schmerzen der Tabiker, die Migräne, die Menièresche Krankheit, Entzündungen des Rückenmarks und seiner Häute und Folgezustände nach Schlaganfällen.

In letzter Zeit mehren sich die Fälle von Menièrescher Krankheit, die hier Heilung oder Besserung suchen und finden. Günstig beeinflußt werden auch die multiple Sklerose, die Parkinsonsche Krankheit und der postenzephalitische Parkinsonismus. Bei diesen Erkrankungen ist jedoch äußerste Vorsicht mit der Bäder-Behandlung nötig, da allzu leicht eine Verschlimmerung des Zustandes hervorgerufen werden kann. Es liegt bei ihnen die kalmierend heilende Wirkung unmittelbar neben der stark irritierenden, so daß ganz besondere Sorgfalt und Sachkenntnis in der Dosierung der Bäder erforderlich ist.

Residuen nach spinaler Kinderlähmung erfahren erfreuliche Besserungen, ebensolche lassen sich bei Tabikern erzielen, bei denen wir unter Anwendung kurz dauernder, lauer Bäder und Einfügung von genügend Ruhetagen eine Hebung des Allgemeinbefindens und vor allem eine äußerst günstige, lang anhaltende Beeinflussung der Schmerzattacken erreichen. Bei den Folgezuständen nach Schlaganfällen sind gleichfalls Erfolge zu erzielen, doch möchte ich nach meinen Erfahrungen nicht vor 4 bis 6 Monaten nach der Apoplexie zu einer Gasteiner K u r raten.

4. K r a n k h e i t e n d e r e n d o k r i n e n D r ü s e n

Hieher gehören: S c h i l d d r ü s e n - E r k r a n k u n g e n, auf welche beruhigende lauwarme Bäder, sehr vorsichtig dosiert, und die Höhenlage vereint ihre günstige Wirkung ausüben, leichte Formen von D i a b e t e s, S t ö r u n g e n i m B e r e i c h e d e r G e s c h l e c h t s d r ü s e n, Erkrankungen der P r o s t a t a, vorzeitige s e x u e l l e S c h w ä c h e z u s t ä n d e, mögen sie funktioneller Natur sein oder auf vorzeitiger Involution beruhen, M e n s t r u a t i o n s - A n o m a l i e n, eine Reihe von Beschwerden zur Zeit der Geschlechtsreife sowie in den W e c h s e l j a h r e n. Zuweilen kommt es im Klimakterium sogar nach jahrelangem Ausbleiben zum Wiedereintritt der menses, vor allem aber zu einem seelischen Aufleben und dem Gefühle der Verjüngung. Alle diese Krankheiten erfahren, je nach Art des einzelnen Falles, Heilung, Besserung oder subjektive Beschwerdefreiheit.

Da durch die Thermalbäder eine allgemeine und spezielle Zellstimmulation erfolgt, werden a u ß e r d e n d y s - a u c h d i e h y p o f u n k i o n e l l e n I n k r e t s t ö r u n g e n gebessert. Hormonale Störungen führen nicht immer zu einer eindeutigen Über- oder Unterfunktion einer Drüse und damit zu einem wohl charakterisiert scharfen Krankheitsbild. Es gibt auch geringe Grade von Störungen der sich gegenseitig beeinflussenden Drüsen, die nicht immer als solche erkannt werden. Gerade solche Fälle gehören mit zu den d a n k b a r s t e n P a t i e n t e n von Gastein, weil ihnen nirgends in so angenehmer und zuverlässiger Weise geholfen wird wie hier.

5. G e w i s s e F o r m e n v o n A n ä m i e

Gewisse Formen von Anämie: zunächst die s e k u n d ä - r e n A n ä m i e n, wie sie nach langdauernden Blutverlusten der verschiedenen Organe vorkommen, dann die auf mangelhafter Tätigkeit des hoch radiosensiblen Knochenmarks beruhenden Formen und die bei werktätigen Großstadtmenschen so häufigen E r s c h ö p f u n g s - u n d E r - m ü d u n g s - A n ä m i e n. Bei all diesen Zuständen hat sich der Aufenthalt zwischen 600 und 1000 Metern praktisch am meisten bewährt, so daß hier wieder die große Bedeutung der k o m b i n i e r t e n W i r k u n g v o n T h e r - m e u n d H ö h e n l a g e aufscheint.

6. K r a n k h e i t e n d e s H a r n a p p a r a t e s

Häufig sind es chronische Erkrankungen der Nieren, die als eine Teilerscheinung bei Gicht, Diabetes, Arteriosklerose mit zur Behandlung kommen. N i e r e n s t e i n e, H a r n - s a n d, H a r n g r i e ß (uratische D i a t h e s e) gehören ebenfalls hieher. Bei letzteren verbürgen gleichzeitige Trinkkuren schöne Erfolge. Erkrankungen des Nierenbeckens und der Blase, krampfhafte, mit Harndrang einhergehende Schmerzen auf entzündlicher oder neurogener Basis (irritable bladder) werden nicht minder günstig beeinflußt.

7. M a g e n - u n d D a r m s t ö r u n g e n

Auf Grund der Wirkung des Thermalwassers bei innerlicher Verabreichung, welche eine krampfstillende und calmierende ist und eine Vermehrung der Magenfermente und der Salzsäure-Produktion hervorruft, sowie durch die bekannte Beeinflussung des gesamten vegetativen Nervensystems durch die Therme können wir einen günstigen Erfolg erwarten bei A c h y l i e , g a s t r o g e n e n und p a n k r e a - t o g e n e n D i a r r h ö e n , F o l g e z u s t ä n d e n n a c h R u h r und sonstigen Dickdarm-Erkrankungen, gewissen S e n s i b i l i t ä t s - und M o t i l i t ä t s - N e u r o s e n und bei der C o l i t i s m u c o s a .

Die Anführung der letztgenannten Gruppen darf keineswegs als ein Übermaß an Indikationsbreite gewertet werden, sondern ist wohl fundiert.

Daß gelegentlich auch heiß angewendete Bäder unter den bekannten Voraussetzungen neben der spezifischen Heilkomponente der Therme ihre erweichende und Aufsaugung befördernde W i r k u n g b e i a l l e n c h r o n i s c h e n , m i t E x s u d a t b i l d u n g u n d V e r w a c h s u n g e i n - h e r g e h e n d e n Z u s t ä n d e n entfalten werden, ist selbstverständlich. Hierher gehören die c h r o n i s c h e n t - z ü n d l i c h e n E r k r a n k u n g e n d e r w e i b l i c h e n B e c k e n o r g a n e , bei denen mit großem Nutzen gleichzeitig heiße Thermalwasser-Spülungen zur Anwendung gelangen, ferner die F o l g e z u s t ä n d e n a c h O p e r a t i o - n e n u n d V e r l e t z u n g e n a l l e r A r t .

Erwähnt sei auch der entzündungshemmende Einfluß der Therme auf manche H a u t k r a n k h e i t e n , und eine alte Tradition ist es schließlich, daß Gastein gerne als wertvolle Ergänzung nach andernorts absolvierten Brunnenkuren zum Zwecke der N a c h k u r aufgesucht wird. Wie diese zu gestalten ist, wird jeweils dem ärztlichen Ermessen anheimgestellt bleiben.

Überblicken wir die angeführten verschiedenen Krankheitsformen, die in den spezifischen Indikations-Bereich Gasteins fallen, und vergegenwärtigen wir uns nochmals die Wirkungsweise der Therme und die der übrigen Heilfaktoren, so müssen wir sagen, daß Gastein allerdings den Beinamen „B a d d e r A l t e n " verdient und daß der Gebrauch der Therme mit ihrer erfrischenden, neubelebenden und verjüngenden Wirkung eine Regenrationskur besonderer Prägung darstellt. Daher das große Vertrauen, das so viele alte Leute in die Bäder Gasteins setzen und das sie begründeterweise zur steten Wiederkehr veranlaßt. Die Worte, die sie oft der Begrüßung ihres gewohnten Arztes anfügen: „Wir kommen uns wieder ein Jahr zu holen", sind nicht minder gefühlsbetont als ihr „Auf Wiedersehen im nächsten Jahr", mit dem sie sich von ihm verabschieden.

Doch ist die Gasteiner Kur **nicht nur eine Regenerationskur für alte Leute.** Es ist ein überholter Glaube, Gastein dürfe nicht **vor** einem bestimmten Alter aufgesucht werden. Die Therme ist ein segensreiches Heilmittel für **alle Ermüdungs- und Erschöpfungszustände,** mögen dieselben in der Rekonvaleszenz, nach schweren Krankheiten oder als Folge großer körperlicher, geistiger oder seelischer Erschöpfung auftreten. Für alle, die sich von Grund auf erholen müssen, für **Nervöse aller Grade und jeglichen Alters,** die vom Leben, von der Arbeit, vom Schicksal müde sind, ist Gastein im wahrsten Sinne des Wortes ein Jung- und Erneuerungsbrunnen: die Abgenützten erstarken wieder, der Unfrohe wird wieder froh. Alle diese „Mühseligen und Beladenen" finden hier — was sie sonst vergeblich suchen — wirkliche Neubelebung, neues Selbstvertrauen und neue Stärkung in ihrem Daseinskampfe. **Muchar** bemerkt hiezu in seinem Buche „Das Thal und Warmbad **Gastein** nach allen Beziehungen und Merkwürdigkeiten": „Die gewisseste Wirkung der Heilquelle Gasteins zeigt sich am auffallendsten in einer fühlbaren Verjüngung des Körpers und in der Erneuerung der durch vorgerücktes Alter, durch nagenden Kummer oder durch verzehrende Anstrengung im Geschäftsleben verlorengegangener Kräfte. Dieses lebhafte, innigst erquickende und erheiternde Gefühl ist es, das so viele sinnige Menschen, welche das Gasteiner-Bad einmal schon mit entscheidendem Vorteil gebraucht haben, unwiderstehlich hinzieht an den Wunderborn der wohlwollenden Hygieia im Wildbad, so daß Personen können genannt werden, welche diesen Ort schon durch 10, 20, ja 50 Jahre nacheinander besucht haben."

Die p s y c h i s c h e n Wirkungen eines Aufenthaltes in Hofgastein können nicht hoch genug veranschlagt werden. Sie entspringen der Anmut der Landschaft und dem Frieden des Tales, der aus den herrlichen Wäldern mit ihren verträumten Winkeln und dämmernden Einsamkeiten zu kommen scheint. Er steigt nieder von den grünen Matten und den blumigen Almwiesen zu den Menschen. Hier träumt es sich wundervoll an murmelnden Bergesbächen, während unten auf der Sohle des Tales die Ache ihr großes Lied orgelt. Ihre blaugrün-schimmernden Wasser eilen in raschem Laufe dahin und singen die Melodie zum Fluß der Stunden. Da gibt es licht- und wärmebegnadete Tage, erfrischende Abende und sternklare Nächte. Der Winterkurgast ist erstaunt über die vielen Sonnenstunden mit dem wolkenlosen blauen Segantini-Himmel, und während er durch die Rauhreifpracht des Tales schreitet, wandert sein Auge verwundert über tief verschneite Wälder, die Höhen hinauf zu den eisglitzernden Gipfeln. Aber auch der ernste Herbst in seiner bunten Färbung, mit seinen überraschenden Lichteffekten ist schön und lächelt gedankenvoll in diesen Bergen. Nie schläft hier das warme, sonnige, lebenbringende Herz der Natur: ob sommerliche Tage, ob winterliche Pracht, ob Herbst, ob Maienzeit, Gottes Auge ruht mit strahlendem Glanz auf diesen gesegneten Bergen, in deren Schoß ein geheimnisvolles Arcanum gegen das Welken der Menschheit schlummert. Eine heiße Quelle bringt es zu Tage und raunt einem jeden, der ihre Sprache versteht, den Trost der ewigen Erde zu.

Die Luft ist prickelnd wie ein köstliches Getränk, und von seltsam tonisierender Kraft, die die Gelehrten mit dem starken Bodenatem des himmelragenden, sich weithin erstreckenden Urgesteines und dessen Quellgebiet erklären.

Hier wird der Mensch von dem Geheimnis und der Urkraft ewigen Schöpfertums durchdrungen, hier blüht ein seltener Reichtum an Naturwundern und Kulturerinnerungen, hier gibt es so viel des Anziehenden und Anregenden für jeden, der ein offenes Auge, Herz und Sinn für Gottes weiten Wundergarten hat. Wer hier für die Schönheit der wolkennahen Urberge, für die bezaubernde Landschaft der erhabenen Alpennatur kein Auge und keinen Sinn hätte, dessen Herz müßte selbst aus Stein und Gletschereis bestehen.

H o f g a s t e i n gibt seinen Kurgästen eine Wegzehrung von gesteigertem Lebensgefühl, von froher Laune, von Hoffnung, von Zuversicht und Vertrauen in das eigene Ich mit auf den Heimweg, für den Alltag, für den Beruf, für die Mühen und Lasten des Arbeitsjahres — und dies ist nicht sein g e r i n g s t e s Heilverdienst. G r i l l p a r z e r kleidete es in die schönen Worte:

„G a s t e i n ist die Welt.
Voll Hoffnung kommt man an, noch hoffend geht man fort,
Und ach, vielleicht ist hier wie dort,
Trotzdem was wir vom Glück und Unglück lesen,
Die Hoffnung auch das Beste noch gewesen!"

A l s   K o n t r a i n d i k a t i o n

gelten schwere Erkrankungen des Herzens mit e r h e b l i c h e n   K o m p e n s a t i o n s - S t ö r u n g e n ,   f r i s c h e   A p o p l e x i e n , alle mit F i e b e r   e i n h e r g e h e n d e n Erkrankungen der Gelenke, Muskel und Nerven, s c h w e r e   L u n g e n k r a n k h e i t e n (floride Tbc), hochgradiger allgemeiner Kräfteverfall bei chronischen Krankheiten verschiedener Art, b ö s a r t i g e   N e u b i l d u n g e n   o d e r   b e g r ü n d e t e r   V e r d a c h t auf solche und v o r g e s c h r i t t e n e   S c h w a n g e r s c h a f t .

Aus dem früher Gesagten ergibt sich ohne weiteres die Begründung dieser Gegenanzeigen.

Gravide können etwa bis zum dritten oder vierten Monat die Kur gebrauchen, vorausgesetzt, daß nicht Neigung zu Blutungen besteht, vorhandere Schwangerschaftsbeschwerden können gebessert, umgekehrt auch solche — wie ich es wiederholt gesehen habe — erst als Badereaktion ausgelöst werden. Die Heranziehung entsprechender Hormon-Präparate bringt in diesen Fällen meist prompten Erfolg.

Kinder, die oft in Begleitung der Eltern hier weilen, lasse ich ohne medizinische Indikation nie regelmäßig im Thermalwasser baden. Interessant waren seinerzeitige zufällige Beobachtungen an ortsansässigen Kleinkindern im Alter von 3 — 4 Jahren. Da die Eltern im Wohnhaus Thermalwasser zur Verfügung hatten, wurde dieses der Bequemlichkeit halber zum täglichen Baden der Kinder verwendet. Nach längerer Zeit stellten sich beunruhigende Erscheinungen ein; die Kinder wurden auffallend lebhaft, leicht reizbar, schreckhaft, unstet, zeigten eine gewisse geistige Frühreife, schließlich traten Halluzinationen und in einem Fall auch Krampfanfälle auf. Der Gedanke, diese Erscheinungen könnten mit den Thermalbädern zusammenhängen, beinhaltete auch schon die Therapie. Nach Abstellen der Thermalbäder waren in kürzester Zeit sämtliche Symptome restlos verschwunden.

Eine indizierte Gasteiner Badekur, die richtig durchgeführt und unter steter Berücksichtigung der Eigenart des Kranken hinsichtlich seiner vasomotorischen, neurogenen und endokrinen Einstellung überwacht wird, wird niemals Schaden stiften. Nur eine unrichtige Methodik des Kurgebrauches kann einen solchen verschulden. Eine für den einzelnen Fall oft viel z u g r o ß e Z a h l v o n B ä d e r n, z u h o h e T e m p e r a t u r e n, z u l a n g e D a u e r, a l l z u r a s c h e A u f e i n a n d e r f o l g e derselben und N i c h tbeachtung der auftretenden Reaktionserscheinungen können allerdings unangenehme Folgen nach sich ziehen.

Daß nach der Art der Herz- und Gefäßkrankheiten und bei den vielen alten Leuten, die hieher kommen, schließlich der Aufenthalt in Gastein gelegentlich auch einmal den letzten Kurgebrauch ante finem darstellt, ist begreiflich, und völlig sinnlos muß es erscheinen, hiefür den Gasteiner Kuraufenthalt als solchen verantwortlich zu machen, wie dies bisweilen geschieht. Wenn der Organismus mit seinen Lebenskräften zu Ende ist, wenn alle unsere therapeutischen Bestrebungen lege artis auch die letzten Reserven und Möglichkeiten ausschöpften, dann erfüllt sich eben zwangsläufig irdisches Geschehen.

VI. Die Wahl zwischen Badgastein und Bad Hofgastein

Die Frage, ist Hofgastein gleichwertig mit Badgastein, wird häufig gestellt und von den Kurgästen lebhaft diskutiert. Für mich bedeutet das Eingehen auf dieses Thema eine heikle Angelegenheit, da ich leicht in den Verdacht kommen könnte, pro domo zu sprechen. Nichts liegt mir aber ferner als dies, denn die Verbreitung einer den Tatsachen widersprechenden Meinung ist nie ein Vorteil. Ein einziger unzufriedener oder getäuschter Kurgast schadet einem Badeort oft mehr als zehn erfolgreich absolvierte Kuren gutmachen können. Ich befleißige mich, deshalb auch bei Abgabe von konsultativen Entscheidungen, ob Badgastein oder Hofgastein zu wählen sei, sets der strengsten Objektivität. Ich glaube mich um so mehr berechtigt, in dieser Frage mein Urteil abgeben zu dürfen, als stets ein Teil meiner Patienten die Kur in Badgastein absolviert und mich daher eigene Erfahrungen hiezu autorisieren.

Wer irgendwie Bescheid weiß um das Wesen der Erhaltung des Radons, muß im Hinblick auf die mustergültige Thermalwasserleitung erkennen, daß theoretisch in beiden Orten, i n s o l a n g e d i e L e i t u n g e n i n t a k t s i n d, die Bäder in ihrer Wirkung vollkommen gleich sein müssen, wie dies auch von maßgebenden Autoren im Schrifttum wiederholt niedergelegt wurde. Das Thermalwasser fließt, aus der Elisabethquelle kommend, durch seinen eigenen Leitungsdruck nach Hofgastein und erfährt, wie es Messungen der allerjüngsten Zeit neuerlich einwandfrei dargetan haben, vom sogenannten „Kessel" und dem Verteiler für Hofgastein bis zu dessen Reservoir keinen Radonverlust. Dasselbe gilt für Badgastein, wo es durch ein Pumpwerk zu hochgelegenen Verteilungsreservoiren befördert wird.

Wir hören jedoch gelegentlich von Patienten, sie hätten an sich selbst erfahren, daß die Bäder des einen, beziehungsweise des anderen Kurortes unbedingt stärker seien, und sie zögen deshalb jetzt Badgastein dem früher besuchten Hofgastein vor oder umgekehrt. Diese Beobachtungen sind ganz richtig, nur ist die Ursache der vermeintlich stärkeren Wirkung eine andere als der Laie annimmt. Es ist erwiesen, daß die Reaktion auf Thermalbäder — gleich der auf jeden anderen Körperreiz — durchaus nicht immer dieselbe ist; es kommt dabei auf die momentane allgemeine Körperverfassung des Patienten, auf die Reaktionsbereitschaft und die augenblickliche Einstellung seines vegetativen Nervensystems und inneren Drüsenapparates an, die alle einem Wechsel unterworfen sind. S t r a s s e r sagt daher mit vollem Recht: „Es kommt nicht nur darauf an, w i e das betreffende Wasser beschaffen ist, sondern auch darauf, w e r in dem Wasser sitzt."

So kann ein Kurgast, der wiederholt Gastein besucht, die Bäder auf einmal anders empfinden als früher, und hat er gerade aus irgendwelchen Gründen die beiden Kurorte getauscht, so wird ihm die neue, veränderte Reaktionsweise als spezifische Wirkung des nunmehr gewählten Kurortes imponieren. Ich habe dies häufig erlebt, und jeder mit der Materie vertraute Arzt wird dies bestätigen. Die Stärke der Bäder ist also in beiden Orten die gleiche. Anders verhält es sich dagegen mit den orographischen und ortsklimatischen Eigenschaften.

Badgastein besitzt eine Höhenlage von 1083 m, liegt sonach gegenüber Hofgastein um 210 m höher. Es wird also überall dort vorzuziehen sein, wo die größere Höhenlage erwünscht und angezeigt ist. Sein hügeliges Terrain bedingt fast ständiges Steigen und ermöglicht bei einer Reihe von Krankheiten nutzbringende Terrainkuren. In den letzten Jahren wurde viel von den besonderen Ionisationsverhältnissen der Luft Badgasteins und des Einflusses seines Wasserfalles im Sinne des sogenannten „Lenard-Effektes" gesprochen. Diese Luftionisation wurde als besonderer Heilfaktor gewertet. Indes gehen gerade hierüber die Anschauungen noch auseinander. Nach Linke ist die physiologische Bedeutung der Ionen noch nicht genügend geklärt, und Durig ist der Ansicht, daß wir noch nicht viel von den Wirkungen der Luftionisation wissen, und die Meinungen darüber, ob negativ oder positiv geladene Ionen das günstiger Wirksame seien, gingen noch auseinander. So dürfen wir also diesbezüglich vorläufig keine sicheren medizinische Schlüsse ziehen.

Neben seiner pittoresken Schönheit und romantischen Lage bietet Badgastein zugleich jenen glanzvollen äußeren Rahmen, den viele Kurgäste auch während des Kuraufenthaltes nicht missen können, und wer das Leben der großen Gesellschaft sucht, wird Badgastein bevorzugen, das durch den Besuch von großen Staatsmännern und Potentaten der Vergangenheit auch eine geschichtliche Weihe erhielt und dadurch der Anziehungspunkt weiter Kreise wurde.

Bad Hofgastein ist demgegenüber von einfachländlichem Charakter und bietet neben dem Kurgebrauch bei allem neuzeitlich-hygienischen Komfort gleichzeitig die Vorzüge eines Landaufenthaltes. Der Ort liegt an der breitesten Stelle des Gasteiner Tales in einer Höhe von 869 m, eben und windgeschützt in einer weiten, sonnenbeschienenen Mulde des alpinen Hochtales.

Da bekanntlich die Arterienverkalkung ein großes Kontingent der Kurgäste Gasteins bildet, und bei dieser Erkrankung nur e i n A u f e n t h a l t u n t e r 1000 m in Frage kommt und e b e n e S p a z i e r g ä n g e gefordert werden müssen, so werden sich wohl v i e l e A r t e r i o s k l e r o - t i k e r b e s s e r in dem niedriger und eben gelegenen H o f - g a s t e i n befinden und ceteris paribus von dem Aufenthalt daselbst einen größeren Nutzen erwarten können als bei hügeligem Terrain in einer Höhe von 1000 m und darüber.

Auch für alle jene, die an Erkrankungen der Bewegungsorgane leiden und deshalb weniger gut zu Fuß sind, kommt naturgemäß eher Hofgastein in Frage. Wer schließlich, dem Trubel der Großstadt entfliehend, die Wohltat absoluter Ruhe sucht, wird sie hier am besten in einer landschaftlich besonders schönen und reizvollen Umgebung finden.

H o f g a s t e i n erfreut sich infolge seiner geringen winterlichen Abkühlungsgröße, seiner reichen Sonnenzustrahlung und seiner günstigen Schneedeckenverhältnisse mit deren großem klimatischen Erholungswert als Lichtspenderin auch für W i n t e r k u r e n einer steigenden Beliebtheit. Wer einmal dort diese schönen, sonnenüberfluteten Wintertage mit dem wolkenlosen, unwahrscheinlich blauen Himmel erlebte, wird immer gerne wiederkehren.

Die Fragestellung darf also nicht, wie es gewöhnlich geschieht, lauten: „Ist Hofgastein ebenso stark wie Badgastein", sondern ist folgendermaßen zu formulieren: „S i n d d i e H e i l b e d i n g u n g e n i n i h r e r G e s a m t h e i t b e i e i n e m b e s t i m m t e n K r a n k h e i t s f a l l g ü n - s t i g e r i n H o f g a s t e i n o d e r i n B a d g a s t e i n"?

Den angegebenen Kriterien folgend, wird der Arzt nach bestem Wissen und Gewissen seine Kranken beraten.

Wie aus meinen Ausführungen hervorgeht, lassen sich in Gastein ungemein vielseitige Heilerfolge erzielen. Die Therme findet kaum ihresgleichen. Die durch Jahrhunderte erprobten Heilwirkungen haben ihren Weltruf begründet, und an ihr besteht Theophrastus Paracelsus Wort zu Recht: „Wie man die Bäume an ihren Früchten erkennt, so soll man die Bäder nach ihren Wirkungen erkennen."